健康中国—肿瘤防治科普系列丛书

神经内分泌肿瘤

主　编 李　进　张先稳　韩正祥

副主编 杨　阳　周磊磊　杜　楠　张　燕

编　委 何敬东　纪红霞　王　芫　周　倩
　　　　王　凡　杨　艳

审　校 缪建华　仲爱生　陈暑波

东南大学出版社
SOUTHEAST UNIVERSITY PRESS
·南京·

图书在版编目(CIP)数据

神经内分泌肿瘤 / 李进，张先稳，韩正祥主编.
南京：东南大学出版社，2024.7 —(健康中国 / 沈
波，茆勇，缪苏宇主编). — ISBN 978-7-5766-1481-7

Ⅰ.R736

中国国家版本馆 CIP 数据核字第 2024JJ1201 号

责任编辑:戴坚敏(635353748@qq.com)　　责任校对:子雪莲
封面设计:王　玥　　　　　　　　　　　　责任印制:周荣虎

神经内分泌肿瘤　Shenjing Neifenmi Zhongliu

主　　编	李　进　张先稳　韩正祥	
出版发行	东南大学出版社	
出 版 人	白云飞	
社　　址	南京市四牌楼 2 号　邮编:210096	
经　　销	全国各地新华书店	
印　　刷	南京工大印务有限公司	
开　　本	787mm×1092mm　1/16	
印　　张	12.25	
字　　数	275 千字	
版　　次	2024 年 7 月第 1 版	
印　　次	2024 年 7 月第 1 次印刷	
书　　号	ISBN　978-7-5766-1481-7	
定　　价	58.00 元	

健康中国—肿瘤防治科普系列丛书

编委会

荣誉总主编：缪建华　秦叔逵

总　主　编：沈　波　茆　勇　缪苏宇

副 总 主 编：樊卫飞　何敬东　杨　阳　韩正祥　陈　凯　张先稳　韩高华

编　　　委：刘德林　许有涛　武　渊　晏　芾　高　津　滕　悦　王晓华
倪　静　吴俚蓉　武　贝　施　玥　王　建　杨梦竹　孙　敏
方乐平　李茹恬　李苏宜　李　进　周磊磊　杜　楠　纪红霞
王　芫　周　倩　王　凡　李剑萍　王清波　宋　琳　曹　朴
李　原　张远光　汤娟娟　曹　旭　张羽翔　潘　迪　朱晶晶
陈　翀　王红梅　邢恩明　陈婷婷　殷　婷　蔡东焱　徐闻欢
顾　科　车　俊　王　洵　夏汝山　冯广东　周友鑫　甘　霖
姚伟峰　徐泽群　胡　月　魏　倩　关　婷　徐　伟　俞瑾垚
陶慧敏　何　康　王思明　杨　艳　张　燕　赵　坤　张胜兰
王保庆　王自全　尹楠楠　李泳澄　周雪峰　吴德龙　单婵婵
仲爱生　杭志强

总序

　　悠悠民生，健康最大。《健康中国行动（2019—2030）》提出到 2030 年一系列健康目标，为老百姓的健康守则划了"国标"，健康中国顶层设计也逐渐走入寻常百姓家。围绕疾病预防和健康促进，开展了 15 个专项行动，其中癌症防治行动主要针对当前我国癌症发病率、死亡率逐年上升的趋势，围绕癌症预防、早期预防及早诊早治、规范化治疗、康复和膳食指导等给出权威的规范化意见，并提出社会、政府及个人应该采取的举措。这项行动实现了全人群、全生命周期的慢性病健康管理，使总体癌症 5 年生存率提高 15%。没有全民健康，就没有全民小康，健康长寿是我们共同的愿望。要实现这一宏伟目标，需要医学工作者和全体国民的共同努力，需要提高全体国民的健康意识和科学素养。

　　多年来，缪建华教授的团队致力于编著临床肿瘤学论著，先后出版并在全国新华书店发行了《肿瘤内科相关事件临床处理策略》《恶性肿瘤相关治疗临床应用解析》《恶性肿瘤相关因素临床预防方略》《肿瘤预防》等著作，为肿瘤临床工作者掌握肿瘤学相关知识、提高肿瘤疾病的预防及诊疗水平作出了贡献，是肿瘤学科进步的重要组成部分。

　　今天，缪建华教授、沈波教授再次组织南京大学附属鼓楼医院、东南大学附属中大医院、南京医科大学第一附属医院（江苏省人民医院）、南京医科大学附属肿瘤医院（江苏省肿瘤医院）、南京医科大学附属老年医院（江苏省省级机关医院）、南京医科大学附属淮安第一人民医院、中国科技大学附属第一医院西区（安徽省肿瘤医院）、苏州大学第一附属医院、徐州医科大学附属医院、扬州大学附属苏北人民医院、江南大学附属医院、南京大学附属盐城第一医院、南京中医药大学附属南京医院（南京市肿瘤医院）、南京医科大学康达学院附属连云港二院、东台市人民医院的肿瘤学家共同撰写编著《健康中国—肿瘤防治科普系列丛书》，正是进一步响应健康中国行动的号召，把科学传播给广大人民群众，提高全体国民对肿瘤疾病的认识，是健康中国行动的重要组成部分。

《健康中国—肿瘤防治科普系列丛书》包含了头颈部肿瘤、胸部肿瘤、消化系统肿瘤、肝胆胰肿瘤、男性生殖系肿瘤、妇科肿瘤、骨软组织肿瘤、淋巴肿瘤、皮肤肿瘤、肿瘤的全身治疗、肿瘤的局部治疗、肿瘤的姑息治疗、肿瘤护理等，该丛书每类肿瘤单独一册，陆续出版发行。全书以问答的形式阐述了每一类肿瘤的特征、好发人群、发病机制、临床表现、治疗方案、防治要点等等。全书文字既力求简明易懂，同时也不失专业性，目的是让不具备医学专业知识的普通读者能够充分了解各类肿瘤的防治知识，以促进健康中国行动计划的顺利实施及全民健康水平的提高。

相信随着这套丛书的出版发行将激发广大人民群众探索肿瘤学未知领域追求真理的热潮，人们将和这套书一起踏上一段精彩的健康科普之旅，感受科学的魅力。

感谢全体作者为肿瘤学的科普作出的辛勤劳作！感谢全体作者为提高全民科学素质所作的贡献！

2024 年 4 月

前言

　　神经内分泌肿瘤是一大类肿瘤的总称，可发生于具有神经内分泌细胞或器官的身体任何部位，以消化系统最为常见，呼吸系统次之，可表现为惰性、低度恶性、高度恶性。2023 年国家癌症中心数据显示，2000—2017 年间，中国神经内分泌肿瘤的发病率以每年 9.8％的速度上升。良性的神经内分泌肿瘤可以通过内镜或手术治疗达到临床治愈。恶性的神经内分泌肿瘤如早期发现，也能够通过多学科综合治疗提高治疗疗效，改善预后，因此早发现、早诊断、早治疗是防治神经内分泌肿瘤的关键。由于神经内分泌肿瘤临床症状复杂，缺乏典型性，容易被常见病掩盖，因此常常导致误诊、漏诊。如功能性的神经内分泌肿瘤可以通过异常分泌的激素，引起腹痛腹泻、皮肤潮红、出汗、哮喘、低血糖、高血糖等症状，临床上常与急慢性肠炎、难治性消化道溃疡、糖尿病等常见病混淆。统计数据显示，神经内分泌肿瘤患者从出现症状到确诊，平均延误时间约 5—7 年，早诊早治仍然是我们面对的巨大挑战。因此，广大人民群众亟需一本相关的科普图书，以提高公众对神经内分泌肿瘤的认识和防治意识，同时也可解答肿瘤患者各种疑问。

　　正是在这样的背景下，我们在《健康中国—肿瘤防治科普系列丛书》中编列了《神经内分泌肿瘤》分册，旨在为广大读者提供全面、科学的神经内分泌肿瘤防治知识。本书由淮安市第一人民医院李进主任团队、苏北人民医院张先稳主任团队、徐州医科大学附属医院韩正祥主任团队负责编写。经过半年艰苦卓越的努力，写作团队通力合作，顺利完成了写作任务。

　　本书从基础理论到临床实践，再到目前的新近研究和治疗进展，从科普的角度回答了神经内分泌肿瘤的发生原因、发病机理、临床表现、诊断要点、治疗手段、预后随访、病程管理等各个方面的问题，内容通俗易懂又不失系统性，可读性强，既可作为广大人民群众防治神经内分泌肿瘤的科普读物，也可作为一般性临床参考书使用。

《神经内分泌肿瘤》分册秉承了"健康中国"的理念和原则，是一本科普书籍，更是一份沉甸甸的责任和使命。我们衷心希望这本书能够帮助广大读者了解神经内分泌系统肿瘤的相关知识，解答各种疑问，帮助公众树立正确的健康观念，提升对神经内分泌肿瘤的防治意识，提高该肿瘤早诊早治率，降低该肿瘤发病率和死亡率，也希望每一位读者都能从中获益，掌握科学的防治知识，守护自己和家人的健康。

2024 年 6 月

目 录

第 4 章　遗传综合征相关的神经内分泌肿瘤

第 5 章　神经内分泌肿瘤常见临床急症

第 1 章

认识神经内分泌肿瘤

认识神经内分泌细胞

1.1.1　什么是神经内分泌细胞？

神经内分泌细胞是神经细胞的一种，具有内分泌细胞样的活性，能分泌神经激素。

1.1.2　神经内分泌细胞有什么作用？

神经内分泌细胞虽然在结构上属于神经系统，但在功能上具有内分泌细胞样的活性，能分泌生物活性物质，如胃泌素、缩胆囊素、促肾上腺皮质激素等，进而调节其他细胞的活动。

1.1.3　哪些器官有神经内分泌细胞？

神经内分泌细胞遍布人体全身各处。人体的内分泌器官非常多，其主要有垂体、下丘脑、甲状腺、甲状旁腺、肾上腺、性腺、胰腺等。

认识神经内分泌肿瘤

1.2.1　什么是神经内分泌肿瘤？

神经内分泌肿瘤（Neuroendocrine neoplasms，NENs）是一类起源于肽能神经元和神经内分泌细胞，具有神经内分泌分化并表达神经内分泌标记物的少见肿瘤。

1.2.2　神经内分泌肿瘤最常见的发病部位在哪？

神经内分泌细胞遍布人体全身各处，因此神经内分泌肿瘤亦可发生于全身各处，其中以肺和胃肠胰最为常见。

1.2.3　神经内分泌肿瘤有哪些临床表现?

大部分的神经内分泌肿瘤多无特异性的临床表现,患者大多在体检时偶然查见。功能性的神经内分泌肿瘤多伴有类癌综合征、卓-艾综合征、库欣综合征、肢端肥大症等;临床表现多为皮肤潮红、水肿,头痛,支气管痉挛,呈间歇性腹泻等不典型的症状。

1.2.4　神经内分泌肿瘤都是恶性肿瘤吗?

神经内分泌肿瘤具有高度的异质性,可能是恶性的,也可能是良性的。通过组织活检结果及免疫组化检测,可以明确肿瘤的恶性程度,有高分化的神经内分泌肿瘤,也有低分化高度恶性的神经内分泌肿瘤,即神经内分泌癌。总体来说,良性的神经内分泌肿瘤生长缓慢,大部分可以通过手术切除的方式来达到治愈;而恶性肿瘤生长迅速,需积极采取综合治疗的方法来控制病情。

1.2.5　神经内分泌肿瘤与生活习惯有关吗?

神经内分泌肿瘤常见的病因主要包括遗传,糖尿病史,染色体突变,长期吸烟、饮酒等。神经内分泌肿瘤与不良生活习惯有一定的相关性。长期吸烟、饮酒的人群,患神经内分泌肿瘤的概率比无长期吸烟、饮酒史的人群大,因此,长期吸烟、饮酒亦属于神经内分泌肿瘤的重要危险因素之一。

1.2.6　神经内分泌肿瘤会遗传吗?

根据是否存在特定基因胚系突变,神经内分泌肿瘤分为散发性和遗传性,后者相对少见;若家族中有神经内分泌肿瘤患者的人群发生神经内分泌肿瘤的概率比无家族史的人群高。

1.2.7　神经内分泌肿瘤有哪些治疗方法?

根据神经内分泌肿瘤发病的部位和良恶性,对其治疗的方法也各不相同。有内镜治疗、手术治疗、内科治疗、放射治疗、介入治疗等,其中内科治疗又分为激素补充治疗、分子靶向治疗、化学治疗、免疫治疗。

1.2.8　神经内分泌肿瘤可以治愈吗?

良性的神经内分泌肿瘤可以通过内镜、手术等治疗方法治愈;恶性的神经内分泌肿瘤需要综合治疗,定期监测,评价疗效,然后根据评估结果,维持或调整方案,进入慢病管理模式。

1.3

神经内分泌肿瘤的分类

1.3.1　神经内分泌肿瘤有哪些常见的类型?

根据是否存在特定基因胚系突变,神经内分泌肿瘤分为散发性和遗传性,后者相对少见;根据肿瘤是否分泌激素及产生激素相关症状,神经内分泌肿瘤分为功能性和非功能性;病理学方面,根据分化程度,神经内分泌肿瘤分为分化良好的神经内分泌瘤和分化差的神经内分泌癌。

1.3.2　什么是功能性神经内分泌肿瘤?

分泌激素及产生激素相关症状的神经内分泌肿瘤为功能性神经内分泌肿瘤。

1.3.3　功能性神经内分泌肿瘤有哪些表现?

(1) 功能性神经内分泌肿瘤约占所有神经内分泌肿瘤的20%,好发于胰腺。

(2) 功能性的胃肠神经内分泌肿瘤可出现皮肤潮红、腹痛腹泻等症状;功能性的胰腺神经内分泌肿瘤可出现低血糖、低血钾、体重下降等症状;功能性支气管肺神经内分泌肿瘤可出现肢端肥大症。

1.3.4　什么是无功能性神经内分泌肿瘤?

不分泌激素及不产生激素相关症状的神经内分泌肿瘤为非功能性神经内分泌肿瘤。

1.3.5　无功能性神经内分泌肿瘤有哪些表现？

大部分的神经内分泌肿瘤为非功能性，患者可多年甚至终身无症状，临床上无特异性的表现。大多患有无功能性神经内分泌肿瘤的患者是在体检时偶然发现，或因为一些非特异性肿瘤相关临床症状，如压迫、梗阻、出血和转移征象而被发现。

1.4

神经内分泌肿瘤的诊断

1.4.1　确诊神经内分泌肿瘤要做哪些检查？

如要确诊神经内分泌肿瘤，需先完善实验室检查、影像学检查，然后根据检查结果，明确肿瘤部位，选择相应的活检方式，送检病理检查，明确诊断。

1.4.2　神经内分泌肿瘤可以分泌哪些异常激素？

功能性神经内分泌肿瘤可分泌大量的激素，可在外周血检测到相应升高的激素，如胃泌素、胰岛素、胰高血糖素、血管活性肠肽激素、生长抑素、5-羟色胺和促肾上腺皮质激素等。

1.4.3　神经内分泌肿瘤有哪些独特的生物标记物？

临床常用的神经内分泌肿瘤标志物有：（1）嗜铬粒蛋白 A（CgA）是临床上最常用的神经内分泌肿瘤生物标志物，是免疫组化结果中重要的指标，研究发现 CgA 的水平与肿瘤患者的肿瘤负荷及存活率相关，被认为是神经内分泌肿瘤的最佳标志物，可应用于检测肿瘤的复发，评估患者的预后，判定疗效。（2）神经元特异性烯醇化酶（NSE），作为外周血检测的肿瘤标志物之一，广泛存在于神经组织和神经内分泌组织中，在低分化的神经内分泌癌中，NSE 的升高较为常见。（3）胃泌素释放肽前体是胃泌素释放肽解离后的多肽物质，胃泌素释放肽前体的升高见于多种神经内分泌肿瘤，可通过外周血检测。

1.4.4 神经内分泌肿瘤有哪些常规的影像学检查?

常规影像学检查包括超声、计算机体层摄影（CT）、核磁共振成像（MRI）、正电子发射断层显像/X线计算机体层成像仪（PET/CT），对神经内分泌肿瘤的诊断具有重要价值，主要用于定位诊断、临床分期、疗效评估和随访监测。

1.4.5 神经内分泌肿瘤的病理报告中有哪些内容?

神经内分泌肿瘤病理报告中的基本内容包括：（1）切除的标本类型。（2）肿瘤部位。（3）肿瘤大小和数目。（4）肿瘤浸润深度和范围。（5）脉管、神经累及情况。（6）核分裂象计数和（或）Ki-67增殖细胞的抗原指数。（7）神经内分泌标志物，包括 Syn 和 CgA，以及其他标志物情况。（8）肿瘤切缘情况。（9）局部淋巴结转移情况。（10）最终的病理诊断。

1.4.6 神经内分泌肿瘤的病理类型有哪些?

常见的病理类型有典型类癌、非典型类癌、大细胞神经内分泌癌、小细胞神经内分泌癌。

1.4.7 神经内分泌标志物有哪些?

神经内分泌肿瘤的生物标志物有传统的肿瘤标志物和新型的肿瘤标志物。临床常用的分泌标志物有嗜铬粒蛋白 A（CgA）、嗜铬粒蛋白 B（CgB）及嗜铬粒蛋白 C（CgC），胰抑素，神经元特异性烯醇化酶（NSE），速激肽，泌素释放肽前体（Pro-GRP）。

1.4.8 病理报告中的 Ki-67 指数有什么意义?

Ki-67 是细胞增殖指数，能够标记处于分裂增殖状态（G1 期）的癌细胞，处于分裂增殖期癌细胞的比例越多，Ki-67 指数越高。简单来讲：Ki-67 指数高，代表癌细胞增殖快，恶性程度较高，预后较差。

1.4.9　病理报告中的核分裂象计数是什么?

细胞分裂是细胞新陈代谢、繁殖的基础,它是以细胞核的分裂为主要形式。细胞分裂分为无丝分裂和有丝分裂两种,一般说的核分裂象是指有丝分裂,即细胞的丝状体以中心体为核心,将染色质聚集形成的染色体一分为二,进一步将细胞一分为二,完成细胞分裂周期。正常核分裂象,即常态分裂象,可见于新陈代谢的正常细胞、细胞损伤后修复的细胞、炎性增生的细胞;病理性分裂象,仅见于恶性肿瘤细胞。细胞在分裂过程中,染色体可分为多极,如 3 极、4 极、5 极,甚至更多不规则的形态,这样就使一个肿瘤细胞在分裂时可分为 3 个、4 个、5 个或更多细胞,故恶性肿瘤生长较快。核分裂象计数是指采用每 50 个高倍视野(High power field,HPF)下的核分裂数进行计数,根据分裂数将其分为≤5/50 HPF 和>5/50 HPF。

1.4.10　病理报告中的分化程度与恶性程度相关吗?

在病理报告中,分化程度代表肿瘤的恶性程度,同样对于癌症治疗的预后预测也非常重要。分化程度通常分为高分化、中分化、低分化,另外有的分类表述为 1—4。分化程度越高级别越低,相反,分化程度越低级别越高,恶性程度也就越高;而中分化介于高低分化两者之间。

1.5

神经内分泌肿瘤的治疗

1.5.1　神经内分泌肿瘤可以手术切除吗?

大部分良性的神经内分泌肿瘤可以手术切除或者内镜下治疗。

1.5.2　神经内分泌肿瘤需要化疗吗?

大部分的良性神经内分泌肿瘤不需要化疗,可以直接通过手术或者补充激素治疗;恶性的神经内分泌癌需要进行化学治疗。

1.5.3 治疗神经内分泌肿瘤的化疗药物有哪些？

目前临床上常用的治疗神经内分泌癌的化疗药物有依托泊苷、拓扑替康、紫杉醇类、铂类药物。

1.5.4 化疗的不良反应有哪些？怎么处理和预防？

临床使用的抗肿瘤化学治疗药物均有不同程度的毒副作用，常见的不良反应有：（1）局部反应：静脉炎。此时应合理选择血管，并在化疗期间中心静脉置管来加以预防。（2）骨髓抑制。如化疗后出现骨髓抑制Ⅲ度及Ⅳ度，要立即进行"升白"处理，保护性隔离患者，患者和家属戴口罩防护；病房每日早晚均用紫外线消毒。（3）胃肠道反应。予以患者止吐护胃处理，使其清淡饮食。（4）肾毒性。顺铂化疗时需同时水化；大剂量环磷酰胺、异环磷酰胺等可引起出血性膀胱炎，需遵医嘱按时使用解毒剂。（5）肝脏损伤。部分抗癌药物可引起肝脏损害，主要包括肝细胞性功能障碍、药物性肝炎、静脉闭塞性肝病和慢性肝纤维化，需遵医嘱使用护肝药物。（6）心脏毒性。化疗期间定期做心电图、查左心室射血分数，了解心脏功能。（7）神经毒性。紫杉醇类、奥沙利铂等化疗药物均有神经毒性，在化疗中及化疗后应注意保暖，以缓解症状。（8）脱发。这种副作用是很多化疗药物的常见不良反应，会给患者的心理和身体形象带来不良影响，此时应对患者做好心理疏导，同时可鼓励患者佩戴合适的假发。

1.5.5 治疗神经内分泌肿瘤的化疗周期是多久？

神经内分泌癌通常需要进行全身化疗，化疗的周期大多是 21 天。医生可根据患者病情制定具体的治疗方案，化疗每 2—3 个周期后评估疗效。

1.5.6 神经内分泌肿瘤可以靶向治疗吗？有哪些药物？

神经内分泌肿瘤的靶向治疗药物有限，目前临床上常用的分子靶向药物包括 mTOR 抑制剂和抗血管生成的 TKIs（酪氨酸激酶抑制剂）。依维莫司推荐用于进展期 G1/G2 级胃肠胰、肺及不明原发灶神经内分泌肿瘤。舒尼替尼推荐用于进展期 G1/G2

神经内分泌肿瘤。索凡替尼推荐用于胰腺和胰外神经内分泌肿瘤。临床也有尝试安罗替尼、仑伐替尼、贝伐珠单抗治疗神经内分泌肿瘤。

1.5.7 哪些类型的神经内分泌肿瘤适合免疫治疗？

近年来免疫治疗开启了肿瘤治疗的新纪元，但在胃肠胰神经内分泌肿瘤病人中还未取得突破性进展，存在诸多局限。但是在小细胞肺癌中，免疫治疗初见成效，进入临床治疗指南推荐。

1.5.8 免疫治疗的药物有哪些？

目前临床应用比较多的免疫治疗药物有 PD－L1（细胞程序性死亡-配体 1）和 PD－1（程序性死亡受体－1）抗体。在小细胞肺癌中应用比较多的有阿替利珠单抗、度伐利尤单抗、斯鲁利单抗、阿得贝利单抗。也有部分研究显示伊匹木单抗和纳武利尤单抗联合治疗在高级别胃肠胰神经内分泌肿瘤中达到客观缓解，期待进一步的研究结果，为消化道的神经内分泌肿瘤提供新的治疗选择。

1.5.9 免疫治疗的不良反应有哪些？如何监测？怎么处理？

（1）常见的不良反应：① 皮肤不良反应。该不良反应最常见，主要表现为皮疹、瘙痒和大疱。② 消化道。最常见的不良反应为肠炎，多表现为腹泻、腹痛、便血、黏液样便。③ 呼吸道。比较常见的不良反应是免疫相关性肺炎，表现为呼吸困难、胸痛、咳嗽、咳痰，以及 CT 结果的改变。④ 内分泌系统。内分泌系统中比较重要的一个等级组织下丘脑指挥垂体，垂体给甲状腺、肾上腺和性腺下发激素命令，因而会出现甲减、甲亢、原发性肾上腺功能减退、性功能障碍；也会出现垂体炎，出现不明原因发热、乏力、视力障碍、头痛；还有一个重要的腺体就是分泌胰岛素的胰岛损伤，这一损伤会影响我们的血糖。⑤ 肝脏损伤。主要表现是转氨酶、胆红素升高。⑥ 肌肉和骨骼损伤。主要表现为类风湿性关节炎、肌肉疼痛、肌酸激酶升高。⑦ 肾脏损伤。主要表现为肌酐升高。

（2）比较少见的一些不良反应：① 免疫相关性心肌炎。这种不良反应致死率比较高，主要表现为胸闷、胸痛、活动时呼吸困难及下肢水肿。如出现此类症状，一定要早发现早干预。② 胰腺损伤。可表现为淀粉酶、脂肪酶升高，还可能有腹部疼痛的症状。③ 眼部损伤。表现为视物模糊、异物感明显。④ 神经系统损伤。有中枢神经系统损伤脑炎、脑膜炎、脊髓炎。周围神经病变，表现为感觉异常，如"手套感""袜子感"等。⑤ 重症肌无力。主要表现为双眼睑下垂、看东西双影、肌无力、喝水呛咳等。

免疫治疗期间要定期监测，门诊随诊，一旦出现上述不良反应，谨遵医嘱，必要时住院治疗。

1.5.10　神经内分泌肿瘤还有哪些治疗方法？

除了上述治疗之外，神经内分泌肿瘤的治疗方法还有介入、消融、放疗等。

1.6

神经内分泌肿瘤的预后

1.6.1　神经内分泌肿瘤的预后如何？

分化好的神经内分泌肿瘤即使出现远处转移，亦能获得较长生存期，行根治性切除术后的患者，生存期可长达 5 年甚至 10 年。分化差的神经内分泌肿瘤则预后较差，如小细胞肺癌恶性度高，进展快，晚期患者总体生存期较短，预后差。

1.6.2　影响神经内分泌肿瘤预后的因素有哪些？

因神经内分泌肿瘤异质性较大，生物学行为可表现为良性、交界性、低度恶性和高度恶性，对于其预后因素不能一概而论，亦无法很好地判断其预后及转归。目前可以明确，病理类型与预后密切相关。

1.6.3　未见远处转移的神经内分泌肿瘤治疗后多久复查一次？

根据肿瘤的良恶性不同，复诊时间也不同。一般术后 1 年内为每 3 个月复查一次；术后 2—3 年内为每 6 个月复查一次；再之后为每年复查一次。

1.6.4　有远处转移的神经内分泌肿瘤治疗后多久复查一次？

有远处转移的神经内分泌肿瘤如果能行根治性切除，术后复查同上；如恶性度高，需行全身化疗，每治疗 2—3 个周期进行复查。

1.7

类癌综合征

1.7.1　什么是类癌综合征？

类癌综合征是由于类癌细胞分泌 5－羟色胺（血清素）、激肽类、组胺等生物学活性因子，引起皮肤潮红、腹痛、腹泻、支气管痉挛等的典型临床症状。

1.7.2　类癌综合征的常见病因有哪些？

类癌综合征是因代谢性类癌过量分泌 5-羟色胺、缓激肽、组胺、前列腺素及多肽激素等作用于血管的物质而引起。

1.7.3　类癌综合征的临床表现有哪些？

类癌综合征常有皮肤潮红、发绀、肠痉挛、腹泻、大汗、毛细血管扩张、心瓣膜病、糙皮病等临床症状。

1.7.4　类癌综合征的实验室检查结果有哪些异常？

类癌综合征可出现生化指标的异常。例如，血清 5-羟色胺显著升高，尿液中 5-羟吲哚乙酸含量升高。

1.7.5　类癌综合征有哪些治疗措施？

类癌综合征的治疗包括手术治疗、内科治疗、化学治疗和支持疗法。（1）手术治疗。手术切除原发病灶是最有效的治疗方法，早期手术效果尤其好。（2）内科治疗。生长抑素类似物，如兰瑞肽和奥曲肽被证明可有效治疗皮肤潮红和腹泻类癌综合征。（3）化学治疗。临床上常用的有阿霉素或 5-氟尿嘧啶等。（4）支持疗法。患者的食物应富于营养和热卡，为其补充蛋白质，给予足够维生素；除此以外，研究发现，人参皂苷 Rh2 具有诱导癌细胞凋亡、分化及调控细胞周期的抗癌活性，因而可通过增强人体的自然免疫力，抑制癌细胞增殖和转移的作用。

1.8

抗利尿激素分泌不当综合征

1.8.1　什么是抗利尿激素分泌不当综合征？

抗利尿激素分泌不当综合征是指内源性抗利尿激素分泌异常增多或作用增强，导致水潴留、尿排钠增多，以及稀释性低钠血症等临床表现的一组综合征。

1.8.2　抗利尿激素分泌不当综合征的常见病因有哪些？

抗利尿激素分泌不当综合征常见的病因首先为恶性肿瘤，最多见者为肺燕麦细胞癌，大部分患者由此引起。其他肿瘤如胰腺癌、淋巴肉瘤、霍奇金病、胸腺瘤、十二指肠癌、膀胱癌、前列腺癌等也可引起抗利尿激素分泌不当综合征。其次，肺部感染、中枢神经病变、药物亦可引起抗利尿激素分泌不当综合征。

1.8.3　抗利尿激素分泌不当综合征的临床表现有哪些？

由于抗利尿激素分泌不当综合征临床较少见，且表现不典型，或以消化及神经精神系统症状为表现，因此容易误诊。消化系统症状有乏力、恶心、呕吐、纳差等；精神神经系统症状有意识不清、嗜睡、胡言乱语、定向障碍、抽搐、两便失禁等。

1.8.4　抗利尿激素分泌不当综合征的实验室检查结果有哪些异常？

抗利尿激素分泌不当综合征的实验室检查结果可出现以下异常：（1）血清钠降低

（＜135 mmol/L），有效血浆渗透压降低（100 mOsm/kg）；（2）不使用利尿剂的情况下尿钠自发性升高（＞40 mmol/L）；　（3）血尿素氮＜4.5 mmol/L，血肌酐＜80 μmol/L。

1.8.5　抗利尿激素分泌不当综合征有哪些治疗措施?

抗利尿激素分泌不当综合征的治疗措施如下：（1）积极治疗原发病，停用可疑药物。（2）合理使用高渗盐水。输注高渗盐水密切监控，警惕肺水肿或者血钠升高过速引起的中枢性脑桥脱髓鞘病变，必要时可予以速尿静脉滴注。（3）去甲金霉素是四环素衍生物，可干扰抗利尿激素对肾脏集合管的作用，肾小管和集合管对水的重吸收减少，从而引起肾源性多尿。（4）尿素可以增加自由水清除和减少尿钠排泄，升高血钠浓度。（5）血管加压素受体拮抗剂应用于临床，是抗利尿激素分泌不当综合征治疗的一个突破，可以促进水的排泄而不增加钠排泄，还可以降低尿渗透压，提高血清钠离子浓度；其代表药物为托伐普坦，由于托伐普坦会过度矫正低血钠，因此建议只在住院时应用。

1.9
库欣（Cushing）综合征

1.9.1　什么是库欣（Cushing）综合征?

库欣（Cushing）综合征是一组因下丘脑—垂体—肾上腺轴调控失常，肾上腺皮质分泌过多糖皮质激素而导致的以向心性肥胖、满月脸、多血质外貌、紫纹、高血压、继发性糖尿病和骨质疏松等为表现的临床综合征。

1.9.2　库欣（Cushing）综合征的常见病因有哪些?

病因可分为促肾上腺皮质激素依赖性和非依赖性两大类。前者包括垂体性 Cushing 和异位促肾上腺皮质激素综合征，后者包括肾上腺皮质腺瘤、腺癌以及少见的肾上腺皮质结节样增生等。

1.9.3 库欣（Cushing）综合征的临床表现有哪些？

临床多表现为向心性肥胖、满月脸、多血质外貌、紫纹、高血压、继发性糖尿病和骨质疏松等。

1.9.4 库欣（Cushing）综合征的实验室检查结果有哪些异常？

库欣（Cushing）综合征共有的异常实验室检查结果是糖皮质激素分泌异常。临床表现为皮质醇分泌增多，失去昼夜分泌节律，且不能被小剂量地塞米松抑制。实验室可检测出血和尿的皮质醇升高。

1.9.5 库欣（Cushing）综合征的治疗方法有哪些？

应根据不同的病因做相应的治疗。Cushing 病的首选疗法是通过手术切除垂体微腺瘤；肾上腺腺瘤可以通过手术切除获得根治；肾上腺腺癌应尽可能早期手术治疗，未能根治或已有转移者用肾上腺皮质激素合成阻滞治疗，减少肾上腺皮质激素的产生量；不依赖促肾上腺皮质激素的肾上腺增生或者结节应行双侧肾上腺切除术，术后进行激素替代治疗；异位促肾上腺皮质激素综合征应先治疗原发恶性肿瘤，视具体情况选择手术、放疗和化疗。

第 2 章

神经内分泌肿瘤的治疗

2.1

非转移性神经内分泌肿瘤的治疗原则

2.1.1 治疗方式有哪些？

根据肿瘤相应分期，如有根治性手术切除机会，首先选择根治性手术切除；未有根治性手术切除机会的，需按照不同的病理类型、分期及肿瘤是否伴分泌生物学活性激素引起的相关临床症状，决定后续是否进行全身治疗，包括化疗、放疗、生长抑素治疗等。

2.1.2 治疗方式的选择需要考虑哪些方面？

主要有外科治疗、内镜下治疗、内科治疗、核素治疗、介入治疗、姑息治疗、中医治疗等。

2.1.3 什么样的消化道神经内分泌肿瘤可以选择内镜下治疗？

要根据肿瘤的部位、大小、是否有生物学活性等来判断能否选择内镜下治疗。所谓生物学活性是指肿瘤分泌激素引起相应的症状，如皮肤潮红、出汗、哮喘、腹泻、低血糖、难治性消化性溃疡、糖尿病等。

2.1.4 胰腺神经内分泌肿瘤在手术治疗前需要评估哪些方面？

需要评估的方面有：（1）患者的一般身体状况，有无合并症等；（2）患者是否表现为遗传肿瘤综合征，其中多发性内分泌肿瘤综合征Ⅰ型最常见，患者多合并甲状旁腺、胰腺和垂体肿瘤，部分还合并肾上腺、胸腺肿瘤；（3）需要考虑是否具有内分泌功能；（4）借助增强 CT 或 MRI 来评估肿瘤的分期，通过活检进行病理学分级等。

2.1.5 对于无功能的胰腺神经内分泌肿瘤，哪些可以选择随访，哪些需要手术治疗？

对于肿瘤直径小于 2 cm 的微小无功能的胰腺神经内分泌肿瘤，如果患者没有症状，无区域淋巴结转移或局部侵犯征象，可行 6—12 个月影像学随访。

对于以下情况应考虑手术治疗：（1）病理等级 G3 级或随访期内肿瘤迅速进展的微小无功能的胰腺神经内分泌肿瘤；（2）直径≥2cm 的无功能的胰腺神经内分泌肿瘤；（3）如果肿瘤累及邻近器官或组织，如肝脏等，可考虑原发病灶联合受累器官或组织扩大切除。

2.1.6　功能性胰腺神经内分泌肿瘤为什么需要内分泌治疗？

最常见的胰腺神经内分泌瘤有胰岛素瘤、胃泌素瘤，其他统称罕见功能性胰腺神经内分泌瘤，主要包括生长抑素瘤、胰高血糖素瘤等。患者表现为相关激素分泌过量的临床症状，如高血糖、低血糖、多发性消化道溃疡、腹泻等。手术不仅可以改善功能性胰腺神经内分泌肿瘤患者的预后，还可以缓解其激素相关症状，对一般情况良好的功能性胰腺神经内分泌肿瘤的患者，均推荐积极手术。

2.1.7　遗传相关性胰腺神经内分泌肿瘤有哪些治疗方式？

此类肿瘤具有早发、多发、复发的特点，具体治疗策略存在争议，手术时机和方式需要多学科讨论，同时也需要考虑患者意愿。具体而言，无功能的胰腺神经内分泌瘤仍可进行积极随访，手术常适用于肿瘤直径较大或短期内肿瘤生长迅速的患者。对多数功能性胰腺神经内分泌肿瘤仍推荐手术治疗，直径较小（<2 cm）的遗传相关性胃泌素瘤患者预后较好、药物控制症状效果满意，可考虑在密切复查下进行药物治疗。

2.1.8　什么样的胃肠神经内分泌肿瘤可以进行手术治疗？

没有远处转移的胃肠神经内分泌肿瘤首选根治性手术切除。

2.1.9　支气管和肺的神经内分泌肿瘤，其外科治疗方式如何选择？

所谓根治性切除指对原发灶的广泛切除，连同其周围的淋巴结转移区域的整块组织切除，尽可能地达到"根治"的目的。对于一般情况良好，肺功能可耐受手术的支气管和肺的神经内分泌肿瘤，即使有纵隔淋巴结转移也首选外科完全性手术切除；对于存在气管梗阻而无法耐受手术的患者，推荐进行气管镜下肿瘤切除。

2.1.10 什么叫神经内分泌瘤围手术期治疗？治疗目的是什么？

神经内分泌瘤围手术期治疗指从确定手术治疗时起，到与这次手术有关的治疗基本结束为止的一段时间。治疗目的是提高手术的切除率。

2.1.11 什么叫神经内分泌瘤术后辅助治疗？什么情况下需要进行辅助治疗？常见的辅助治疗有哪些？

神经内分泌瘤术后辅助治疗指手术后给予辅助治疗，用于降低肿瘤复发或者转移的可能性。对于肿瘤分级较高的 G3 级、分期较晚、切缘阳性的患者需要进行辅助治疗。

2.2

转移性神经内分泌肿瘤的治疗

2.2.1 神经内分泌肿瘤容易出现转移吗？

无论哪一种神经内分泌肿瘤都容易出现转移。

2.2.2 如何发现神经内分泌肿瘤出现转移？

关注自己的身体，出现以下症状时可能意味着出现转移，如食欲不振、疲倦、发热，皮肤发黄、瘙痒，腹胀腹痛，严重时出现意识混乱。如出现以上身体不适需及时就医，通过影像学检查，如超声、CT、MRI 检查可以明确肿瘤是否出现转移。

2.2.3 神经内分泌肿瘤常见转移部位？

最常见的转移部位是肝脏。

2.2.4　什么是局部进展神经内分泌肿瘤?

指肿瘤侵犯邻近器官,如胃、脾脏、结肠、肾上腺,或大血管壁(腹腔干或肠系膜上动脉),或出现区域淋巴结转移。

2.2.5　局部进展期神经内分泌肿瘤可以选择的治疗方案有哪些?

(1)化学治疗。是目前治疗肿瘤的主要手段之一。对于肿瘤分级较高、肿瘤较大、疾病发展迅速的胰腺神经内分泌肿瘤优先推荐系统化疗。(2)常见的分子靶向治疗药物有依维莫司、舒尼替尼。依维莫司被推荐用于使用过化疗或没有化疗过的病理分级G1/G2 级的胰腺神经内分泌肿瘤。舒尼替尼被推荐用于病理分级 G1/G2 级的胰腺神经内分泌肿瘤。(3)手术治疗。手术并非绝对禁忌,对于 G1/G2 级的无功能胰腺神经内分泌瘤应争取手术治疗;对于肿瘤细胞增殖指数相对低、增长缓慢、SSTR(生长抑素受体)阳性,存在根治手术治疗可能的进展期的、病理分级 G3 的无功能胰腺神经内分泌瘤也应争取手术治疗;对于局部进展期的转移性功能性胰腺神经内分泌瘤应争取手术,或减瘤术及转移灶介入治疗。

2.2.6　什么是广泛转移的神经内分泌肿瘤?

指肿瘤转移至多脏器多部位置。

2.2.7　广泛转移的神经内分泌肿瘤的治疗原则、方法有哪些?

(1)手术治疗。病理分级为 G1/G2 级的神经内分泌肿瘤患者如出现肝脏转移可选择手术治疗。(2)全身治疗。包括生物治疗,如奥曲肽、兰瑞肽等生长抑素类似物,一般用于病理分级 G1/G2 级的神经内分泌瘤;化学治疗,化疗药物常见的有链脲霉、氟尿嘧啶、多柔比星、替莫唑胺、卡培他滨等;靶向治疗,如舒尼替尼,目前仅适用于胰腺神经内分泌瘤。

2.2.8　出现转移的神经内分泌肿瘤是否可以进行手术治疗?

有些情况下可以,如病理分级为 G1/G2 级的神经内分泌肿瘤患者如出现肝脏转移可选择手术治疗。

2.3

神经内分泌癌的治疗

2.3.1　神经内分泌癌是什么类型的肿瘤？

神经内分泌肿瘤是分化程度差、恶性度高的肿瘤，可以在病理报告中看到如下内容：核分裂象大于 20，肿瘤增殖指数（Ki－67）大于 20。

2.3.2　神经内分泌癌恶性程度如何，预后如何？

类癌相对来说预后较好；小细胞神经内分泌癌恶性程度高，预后差，生长迅速，容易发生转移。

2.3.3　神经内分泌癌如何分期？

需要根据肿瘤的局部侵犯范围、是否有区域淋巴结转移、有无远处转移来分期。

2.3.4　神经内分泌癌治疗措施有哪些？

（1）对于胃肠道神经内分泌癌，无明显远处转移的患者应积极手术治疗。（2）对于呼吸道神经内分泌癌，能手术者尽量手术。目前大细胞神经内分泌癌参照非小细胞肺癌的治疗，即可手术者应首选根治性手术治疗。

2.3.5　神经内分泌癌手术能否治愈？

一般说来，神经内分泌癌患者病情进展迅速，预后不佳，即使影像学表现为局限性病变，也很有可能出现转移。单用外科手术治疗可治愈局限性病变，但仍推荐患者进行多学科诊疗评估手术后是否需要接受辅助治疗。

2.3.6 神经内分泌癌需要化疗吗？

（1）对于可以手术切除的局限期神经内分泌肿瘤，大多数建议手术后联合辅助化疗。（2）多数神经内分泌癌患者就诊时病期较晚，可能已经存在转移，因而在患者一般身体状况较好时推荐接受化疗。

2.3.7 神经内分泌癌化疗目的有哪些？

化疗的目的有控制肿瘤生长、延长生命、提高生活质量。

2.3.8 神经内分泌癌有哪些化疗方案？治疗效果如何？

一线推荐的放疗方案为依托泊苷联合顺铂或卡铂，有研究显示该方案的客观缓解率为 30%—70%，中位总生存时间为 11—19 个月。

2.3.9 神经内分泌癌有分子靶向药物吗？常见药物有哪些？什么情况下可以选择分子靶向治疗？

治疗神经内分泌癌有分子靶向药物。常见的治疗药物有依维莫司，该药物属于哺乳动物雷帕霉素抑制剂，被推荐用于化疗或未化疗过的进展期 G1/G2 级胃肠胰腺、肺，以及原发灶不明的神经内分泌瘤；舒尼替尼属于多靶点酪氨酸酶抑制剂，推荐用于进展期 G1/G2 级的胰腺神经内分泌瘤。

2.3.10 神经内分泌癌有免疫治疗药物吗？常见药物有哪些？什么情况下可以选择免疫治疗药物？

目前免疫治疗不推荐作为神经内分泌肿瘤的标准治疗手段，仅对于已接受规范系统治疗的多线治疗后仍持续进展的转移性神经内分泌瘤患者，可尝试使用免疫治疗。

2.3.11　哪种类型的神经内分泌肿瘤需要行放射治疗？放疗目的有哪些？

（1）食管神经内分泌癌。对于局限性和局部晚期的食管神经内分泌癌，建议放疗与化疗联合使用。（2）局部晚期的胃肠胰神经内分泌癌。建议多学科讨论，根据患者肿瘤部位和局部复发的风险个体化分析是否联合放疗。（3）局限或局部晚期的肺神经内分泌癌。在全身化疗基础上联合放疗，可以改善患者生存时间。

第 3 章

不同部位神经内分泌肿瘤

颅内神经内分泌肿瘤

3.1.1 松果体区肿瘤

3.1.1.1 什么叫松果体?

松果体位于人体大脑内部,体积非常小,在间脑额顶部,第三脑室。松果体是人体的内分泌器官之一,由于外形特别像松果,所以被称为松果体。松果体是一个神经内分泌腺,参与脊椎动物的生物节律调节。

3.1.1.2 松果体肿瘤常见分类有哪些?

从肿瘤组织学上分为 3 种类型,分别为:松果体实质肿瘤、生殖细胞肿瘤和胶质瘤。其中松果体实质肿瘤是松果体细胞起源的神经上皮肿瘤,分为 4 个不同种类:(1)松果体细胞瘤,是松果体上皮来源的、缓慢生长、分级低的Ⅰ/Ⅱ级松果体实质肿瘤;(2)松果体母细胞瘤,是原始神经外胚层来源的侵袭性、Ⅳ级肿瘤;(3)乳头状松果体肿瘤,是罕见的Ⅱ级或Ⅲ级神经上皮肿瘤;(4)中分化松果体,其特征介于松果体细胞瘤和松果体母细胞瘤之间。生殖细胞肿瘤分为 6 类:(1)生殖细胞瘤,是最常见的松果体肿瘤;(2)绒毛膜癌,是一种罕见、恶性、非生殖细胞瘤性的生殖细胞肿瘤,是最具有侵袭性的妊娠滋养细胞疾病;(3)畸胎瘤;(4)胚胎瘤;(5)卵黄囊瘤;(6)混合性生殖细胞肿瘤,指含有至少两种上述肿瘤类型的特征。

3.1.1.3 松果体肿瘤导致的症状有哪些?

常见的症状有头痛、嗜睡,也可出现性早熟,尤其是男孩。

3.1.1.4 松果体肿瘤可以通过哪些手段明确诊断?

通常可以通过核磁共振和组织活检来诊断,一般来说腰椎穿刺是禁忌的。

3.1.1.5　松果体肿瘤的治疗手段可以选择哪些?

松果体区肿瘤的预后和治疗取决于肿瘤的组织学类型，放疗、化疗及手术治疗等治疗手段可以联合或单独使用。手术切除是几乎所有松果体肿瘤的最佳治疗方法。如果出现急性和快速进展性脑积水相关的松果体肿瘤，可以通过外脑室造瘘术、脑室镜下第三脑室造瘘术、脑室腹腔/脑室心房分流术或直接切除进行临床治疗。

对于松果体实质肿瘤，标准治疗方法是放疗，手术是另一种可能的治疗选择，死亡率约为5%—10%，即使在完全切除肿瘤后许多患者仍然会复发。为了提高生存率，手术后可以使用放疗，或化疗，或两者联合，但是密切的随访也很重要。对于松果体母细胞瘤，积极的手术切除是首选，切除手术后的放射治疗有助于提高患者的生存率。

对于生殖细胞肿瘤，治疗方案包括化疗、放疗或两者联合治疗。生殖细胞肿瘤对放疗非常敏感，对特定的化疗反应良好。绒毛膜癌是一种极其耐药的肿瘤，治疗的第一选择是手术切除。

3.1.1.6　松果体肿瘤的预后如何?

组织病理类型对松果体肿瘤的预后有重要影响。良性松果体细胞瘤通常生长缓慢，预后较好；恶性松果体细胞瘤有较高的复发和转移率，预后较差。

3.1.2　垂体肿瘤

3.1.2.1　认识垂体肿瘤

1）什么叫垂体?

垂体位于丘脑下部的腹侧，为一卵圆形小体，是身体内最复杂的内分泌腺，所产生的激素不但与身体骨骼和软组织的生长有关，并且可影响内分泌腺的活动。

2）垂体瘤是良性的还是恶性的?

大多数脑垂体区域的肿瘤为垂体腺瘤，是良性的，少数垂体肿瘤为癌。

3）垂体瘤分为哪些类型?

可以按其大小和细胞来源分类。直径<1 cm的病变分类为微腺瘤，直径>1 cm的病变被分类为大腺瘤；按照肿瘤是否具有分泌激素的功能分为功能性腺瘤和无症状腺瘤。

3.1.2.2　垂体催乳素腺瘤

1）什么是垂体催乳素腺瘤？

催乳素腺瘤是异常组织团块，形成于脑正下方的一个器官，可以引发如女性月经消失或男性性欲低下等症状。

2）垂体催乳素腺瘤的症状是什么？

催乳素过多的症状发生于男性和仍有月经的女性，不会出现于绝经期女性，可包括月经消失或不规律，乳房有乳汁分泌，精力不足、性欲低下和勃起困难，乳房增大和疼痛，难以孕育，骨丢失。瘤体大到压迫邻近组织时可引起其他症状，如视力问题，头痛，因垂体产生的其他激素水平降低。

3）有什么针对性的检查？

可以通过血液检测体内的催乳素水平，或采用核磁共振对垂体成像检查。

4）垂体催乳素腺瘤如何治疗？

尽可能手术切除肿瘤，或通过药物治疗内分泌病变。

5）患者是女性，想怀孕怎么办？

与医生讨论合适的治疗，许多女性在治疗后能够怀孕。使用多巴胺激动剂的女性一旦怀孕，需要停用这些药物。不应用这些药物时，催乳素腺瘤可能开始生长，但这种情况不常发生。若瘤体较大，医生可能推荐在备孕前接受手术切除。

6）患者是女性，如果处于绝经期怎么办？

如果正接受催乳素腺瘤治疗并处于绝经期，应与医护人员交流，部分女性可在绝经后停止治疗。

3.1.2.3　垂体生长激素腺瘤

1）什么是生长激素？

生长激素由位于脑基底部的腺体产生，垂体含有不同种可生成不同激素的细胞。生长激素能促进骨骼、内脏生长，促进蛋白合成，影响脂肪和矿物质代谢，在人体生长发育中起到关键作用。

2）垂体过度分泌生长激素会出现什么症状？

会出现巨人症和肢端肥大症。如果在生长发育期间出现生长激素分泌过多，通常会导致小孩身体的生长速度明显增快，会出现体型比同龄人明显高大的现象，引发巨人症。如果成年人出现生长激素分泌过多，会引发肢端肥大的表现，会出现面容改变及肢体形态明显增大的现象。

3）有针对该病的检查吗？

可通过血液检测生长激素水平，或核磁共振影像检查显示垂体中有无肿瘤。

4）常用的治疗手段有哪些？

治疗目标是降低疾病相关的致残率，使得死亡率恢复至正常人群水平。通常有手术治疗、药物治疗、放射治疗等。手术切除是治疗生长激素腺瘤的首选治疗。药物治疗分为以下 3 类：（1）生长抑素类似物，如奥曲肽和其他长效制剂及兰瑞肽等。（2）生长激素受体拮抗剂，如培维索孟，它是第一个用于临床的生长激素受体拮抗剂。（3）多巴胺激动剂，一般用于生长激素轻度升高的患者，如溴隐亭。放射治疗是手术治疗不成功、药物治疗效果不佳或不能耐受药物治疗的三线方法。

5）垂体生长激素腺瘤对患者的生活有什么影响？

大多数垂体生长激素腺瘤可以被成功治疗。

3.1.2.4　垂体 ACTH 腺瘤

1）什么叫促肾上腺皮质激素（ACTH）？

促肾上腺皮质激素（ACTH），是垂体分泌的一种激素，能促进肾上腺皮质的组织增生以及皮质激素的生成和分泌。ACTH 缺乏会导致人体出现垂体功能减退，会出现乏力、体重下降，以及低血压、低血糖、低血钠状态。分泌过多 ACTH 的人体会出现库欣综合征，会表现为满月脸、多血质，躯干肥胖，锁骨上和颈背部脂肪垫增厚，生长纹，四肢远端与手指变细等。

2）得了 ACTH 腺瘤会出现什么样的症状？

会出现满月脸、多血质，躯干肥胖，锁骨上和颈背部脂肪垫增厚，生长纹，四肢远端与手指变细。

3）ACTH 腺瘤会有哪些异常检查结果？

常见的异常检查结果有：（1）典型者有血清 ACTH 和皮质醇升高，不典型者只有 ACTH 升高。（2）垂体核磁共振成像可以发现垂体瘤。

4）常用的治疗手段有哪些？

常用的治疗手段包括手术治疗、放射治疗、药物治疗（多种药物可阻止肾上腺产生过多皮质醇）。

用于治疗库欣综合征的药物作用靶点是肾上腺类固醇生成、垂体中的生长抑素和多巴胺受体、糖皮质激素受体等。可以用于持续性或复发性疾病的治疗，也可以用于治疗不适于手术或拒绝手术的患者。针对肾上腺类固醇生成抑制剂，包括酮康唑、美替拉酮、米托坦、依托咪酯；针对垂体生长抑素和多巴胺受体的药物，包括卡麦角林和帕瑞肽；针对外周组织糖皮质激素受体的药物，包括米非司酮。

5）治疗效果如何？

多数垂体 ACTH 腺瘤可以被治愈，大多数症状都可以经治疗好转，少数症状无法完全消退，患者的注意力或记忆力问题可能持续存在。

3.2

头颈部神经内分泌肿瘤

3.2.1　鼻神经内分泌肿瘤

3.2.1.1　什么是鼻神经内分泌肿瘤？

鼻神经内分泌肿瘤是一种内分泌细胞肿瘤，可分为神经内分泌瘤和神经内分泌癌。其病因尚不明，可能与环境、遗传、长期吸烟酗酒、慢性炎症刺激等因素有关。鼻神经内分泌肿瘤的组织发生有人认为是神经源性的，其病理诊断与其他类型的肿瘤相比较，形态学变异相对小，瘤细胞的形态较一致、间质少。

3.2.1.2　鼻神经内分泌肿瘤多发生于什么部位?

鼻神经内分泌肿瘤起源于鼻腔、副鼻窦黏膜。副鼻窦是鼻腔周围颅骨（额骨、蝶骨、上颌骨、筛骨）内的含气空腔的总称，分别称为额窦、上颌窦、蝶窦和筛窦。鼻神经内分泌肿瘤多位于鼻腔及筛窦，基底多源于筛板，其次为上颌窦、额窦及蝶窦。

3.2.1.3　什么样的人容易得鼻神经内分泌肿瘤?

鼻神经内分泌肿瘤病因尚不完全明确，常认为是由多种因素综合作用所致，辐射被认为是鼻神经内分泌肿瘤发病的危险因素，也可能与其他环境、遗传、长期吸烟酗酒、慢性炎症刺激等原因有关。

3.2.1.4　鼻神经内分泌肿瘤如何分型?

依据细胞的分化程度和生物学行为，可将鼻神经内分泌肿瘤大致分为 3 类：高分化型（类癌）、中分化型（非典型类癌）和低分化型（分为两型：大细胞和小细胞）。

3.2.1.5　哪种类型的鼻神经内分泌肿瘤恶性程度最高?

低分化型鼻神经内分泌肿瘤一般是由遗传因素所造成的，会导致患者出现身体消瘦及浑身乏力等情况，严重时甚至会危及生命健康，其中小细胞型或未分化型的恶性程度极高，病变发展较快，在短期内就可以出现邻近结构受累和淋巴结转移，预后极差。

3.2.1.6　鼻神经内分泌肿瘤有哪些临床表现?

鼻神经内分泌肿瘤的症状取决于肿瘤发生的部位、大小、是否侵犯周围组织、是否有远处转移。若肿瘤位于筛窦、蝶窦等部位，可能会导致患者出现鼻塞、流鼻血、头痛、嗅觉减退等症状；如果肿瘤侵犯到眼部神经，还可能会导致患者出现视力下降、复视等症状。由于肿瘤细胞的分泌功能，临床上会出现血中激素水平升高及相应激素过剩症状，如促肾上腺皮质激素或血钙水平增高等副肿瘤综合征的表现。肿瘤如果出现远处转移，则根据转移部位的不同有相应的症状，如骨转移可出现骨痛、骨折；淋巴结转移可出现局部肿块，疼痛；脑转移可出现头痛、恶心、呕吐、癫痫等。

3.2.1.7 鼻神经内分泌肿瘤容易发生转移吗?

鼻神经内分泌肿瘤可分为神经内分泌瘤和神经内分泌癌。鼻神经内分泌癌恶性程度高，病变发展迅速、局部侵袭力强、早期易扩散转移，往往在短期内就会出现邻近组织器官结构受累，远处转移主要是通过血液系统和淋巴系统，最常见的转移部位是颈部淋巴结、脑和脊髓，此外也可见肺及肝转移。

3.2.1.8 鼻神经内分泌肿瘤怎么诊断?

除了临床症状和体征外，影像学检查中 CT 和 MRI 可以发现病灶，但缺乏较高的特异性。CT 平扫病变呈不均匀软组织密度影，增强扫描呈中等程度强化。MRI 信号多以长 T1（纵向弛豫时间）、长 T2（横向弛豫时间）为主，DWI（弥散加权成像）高 b 值弥散受限呈稍高或高信号，ADC 图（表现弥散系数图像）上为低信号，增强扫描以明显强化为主，时间-信号强度曲线以流出型为主。鼻神经内分泌肿瘤的诊断主要依靠病理学检查，比如典型类癌肿瘤细胞呈条索状、巢状、小梁状或腺状排列，并被纤维组织或透明间质分割，肿瘤细胞大小统一，呈小多边形，细胞正中可见圆形或椭圆形细胞核，细胞质富含嗜酸性颗粒，核分裂象罕见，坏死细胞亦少见；不典型类癌镜下可见肿瘤细胞以大的巢片结构为主，也可呈索状；细胞较典型类癌大且形态相对不规则，核仁明显，核分裂象相对多见；小细胞神经内分泌癌向周围黏膜组织侵袭，胞体较小，可见较多分裂象细胞及坏死细胞，部分可见由柱状细胞围绕而成的玫瑰样花环结构，核深染且核质比大，部分混合有鳞癌细胞及腺癌细胞。此外，免疫组化标记物的检测及电镜下发现神经内分泌颗粒对诊断有着重要的补充作用。

3.2.1.9 鼻神经内分泌肿瘤诊断中常用的免疫组化标记物有哪些?

鼻神经内分泌肿瘤常用的免疫组化标记物有细胞角蛋白（CK）、癌胚抗原（CEA）、上皮细胞膜抗原（EMA）等上皮源性标记物及神经元特异性烯醇化酶（NES）、嗜铬粒蛋白 A（CgA）、突触素（Syn）等神经内分泌肿瘤共有标记物。其中 NSE 敏感性较强而特异性不高，CgA 对神经内分泌肿瘤则具有高度特异性。

3.2.1.10 鼻神经内分泌肿瘤的治疗原则是什么?

鼻神经内分泌肿瘤的治疗应以综合治疗为主，尤其是小细胞型或未分化型，因其恶性程度极高，预后极差，单纯手术往往不能奏效，由于分化程度低，肿瘤细胞小、幼稚，对放射治疗、化学治疗敏感，也因此容易扩散，故病变范围较局限者可行放射治疗或化学治疗，病变范围较广者，也宜采用所谓的"夹心"或"三明治"法治疗，即新辅助治疗——手术——辅助治疗。

3.2.1.11　不同类型的鼻神经内分泌肿瘤在治疗方面有什么不同？

类癌因分化良好，生物学行为属于低度恶性肿瘤，对化疗不敏感，治疗方案多以手术治疗为主。晚期鼻神经内分泌癌可以采用减瘤手术联合介入、放疗和化疗等综合治疗；不典型类癌恶性程度高、侵袭力略强，需要在扩大范围切除肿瘤的基础上行根治性颈部淋巴结清扫术，必要时可考虑联合放化疗；小细胞神经内分泌癌恶性程度最高，很多患者发现即为晚期，失去根治手术的机会，此类患者对放化疗高度敏感，目前常用的化疗方案如依托泊苷联合顺铂或卡铂，有效率可达 80% 左右。但该病理类型极易复发转移，因此需要考虑放化疗为基础的综合治疗。近年来以 PD-1/PD-L1 为靶点的免疫检查点抑制剂，在肺小细胞神经内分泌癌的治疗中改善了患者的预后，免疫治疗能否在鼻神经内分泌肿瘤中发挥相同的作用值得期待。

3.2.1.12　若鼻神经内分泌肿瘤患者出现鼻出血该如何处理？

可以采用鼻腔冲洗、局部按压或纱布填塞等方法，必要时可以使用止血药物外涂与纱布外填塞的方法相结合进行止血。对于治疗效果仍较差者，可以选择间接鼻腔镜下电烙止血的方法或采用硝酸银止血药物局部外用。如果仍然出血不止，可以采用介入靶血管止血的方法，但仍需通过放化疗或手术切除等方案控制原发病，缓解出血症状。

3.2.2　喉神经内分泌肿瘤

3.2.2.1　喉神经内分泌肿瘤好发于哪些人群？

喉神经内分泌肿瘤是喉非鳞状细胞癌中最常见的恶性肿瘤，但占喉部肿瘤的比例仍<1%，好发于 50 岁以上的中老年男性，且患者多有长期的吸烟史。

3.2.2.2　喉神经内分泌肿瘤多发生于什么位置？

喉神经内分泌肿瘤按照解剖部位可分为声门上、声门、声门下型，其中 80%—

90%病例属声门上型喉癌，声门上部位包括会厌、杓会厌皱襞、杓状软骨区、室带、喉室。

3.2.2.3　喉神经内分泌肿瘤常见的临床表现有哪些?

喉神经内分泌肿瘤临床可出现声音嘶哑、吞咽困难和咽喉疼痛，晚期可出现呼吸困难等表现。恶性肿瘤的临床表现，除了肿瘤原发和（或）转移性引起外，还有肿瘤产生的异常生物学活性物质引起的全身表现，如库欣综合征等，但关于喉神经内分泌肿瘤各种亚型的副肿瘤综合征的报道均罕见。

3.2.2.4　喉神经内分泌肿瘤怎么分类?

根据1991年世界卫生组织对上呼吸道和耳部肿瘤的分类，将喉神经内分泌肿瘤分为典型类癌、非典型类癌、小细胞神经内分泌癌和副神经节瘤4类。

3.2.2.5　不同类型的喉神经内分泌肿瘤在临床表现上有什么差异?

喉神经内分泌肿瘤一般均可出现喉部不适症状，表现为咽喉疼痛不适、声音嘶哑、吞咽困难、呼吸不畅，晚期可因为转移至远处不同部位而表现不同。其中不典型类癌最常见，早期表现为咽部不适、异物感，逐渐出现声音嘶哑、呼吸困难、吞咽困难，某些患者伴有长期颈部疼痛和舌咽神经痛，可转移至颈部淋巴结，或远处转移（肺、骨、肝等），副肿瘤综合征罕见。低分化神经内分泌癌多为小细胞癌，发现时即可出现局部侵犯、淋巴结转移，除咽喉部不适、声音嘶哑等表现外，还可伴发库欣综合征、肌无力综合征和抗利尿激素分泌异常综合征等。典型类癌恶性程度相对较低，肿瘤生长缓慢，通常表现为咽喉部不适症状，一般无颈部淋巴结或远处转移。副神经节瘤的患者女性居多，部分嗜铬细胞型的患者可以表现为高血压和代谢改变。

3.2.2.6　哪种类型的喉神经内分泌肿瘤最容易发生转移?

组织学分级高、低分化或未分化喉神经内分泌瘤、神经内分泌癌恶性程度高，侵袭性强，易发生局部侵犯和远处转移，预后较差。

3.2.2.7　可通过哪些手段诊断喉神经内分泌肿瘤?

除临床表现、喉镜检查、影像学检查外，喉神经内分泌肿瘤的诊断主要依靠组织病理学，电镜下发现肿瘤细胞胞质中含有神经内分泌颗粒对诊断有确切意义。典型类癌肿瘤细胞核分裂象罕见，非典型类癌核分裂象多见。免疫组化技术的发展及其在临床上的广泛应用使喉神经内分泌肿瘤的检出率有所增加，常用的标记物可分为上皮标记物和神经内分泌标记物，前者如细胞角蛋白（CK）、癌胚抗原（CEA）、上皮膜抗原（EMA）等，后者包括嗜铬素、神经元特异性烯醇化酶（NSE）、突触素（Syn）、蛋白基因产物 9.5 等，其中嗜铬素 A（CgA）对神经内分泌癌具有高度特异性。

3.2.2.8　喉神经内分泌肿瘤有哪些治疗手段？

由于各个亚型临床表现、组织恶性程度不同，因此治疗选择上有很大差别，主要的治疗手段有手术、放疗、化疗，具体治疗方案的选择还需取决于临床分期和肿瘤范围。分化好的功能性神经内分泌肿瘤可考虑使用生物反应调节剂治疗，如生长抑素类似物。关于分子靶向治疗的研究也正逐渐成为热点，如依维莫司、索凡替尼、舒尼替尼、贝伐珠单抗等。

3.2.2.9　哪种类型的喉神经内分泌肿瘤患者须行颈淋巴结清扫术？

典型类癌因其恶性程度低，多无淋巴结转移，局部切除后多可治愈，颈淋巴清扫不是必需选择；而非典型类癌容易发生颈淋巴结转移，故诊断后无论是否有淋巴结转移，具有手术适应证的患者都应行肿瘤切除及区域淋巴结清扫术，减少肿瘤复发转移风险，从而提高疗效。

3.2.2.10　哪种类型的喉神经内分泌肿瘤患者可选择放、化疗？

典型类癌和非典型类癌放、化疗效果均不佳，小细胞神经内分泌癌恶性程度高，易发生远处转移，单纯手术很难治愈，但对放、化疗敏感，故多采用手术切除加放、化疗的联合治疗。

3.2.2.11　喉神经内分泌肿瘤的预后如何？

典型类癌和副神经节瘤生物学行为为良性，治疗积极，预后良好；非典型类癌和小细胞神经内分泌肿瘤生物学行为为恶性，非典型类癌累计 5 年的生存率通常不足 50%，而喉小细胞神经内分泌肿瘤致死率高，2 年和 5 年生存率分别不足 20% 和 10%。

由于喉神经内分泌肿瘤疾病早期症状不典型，不易发现，就诊时大多已到中晚期，故临床要予以重视。

3.2.3 甲状腺髓样癌

3.2.3.1 甲状腺髓样癌起源于哪种细胞？

甲状腺髓样癌来源于甲状腺滤泡旁细胞，即 C 细胞。该细胞位于相邻滤泡之间，或者滤泡上皮细胞之间的单个细胞，属于神经内分泌细胞，可以导致多种激素、生物活性肽分泌异常，如降钙素、促肾上腺皮质激素、前列腺素、5 - 羟色胺（5 - HT），其中降钙素异常增高是特征性表现。

3.2.3.2 降钙素是什么？

降钙素主要由甲状腺滤泡旁细胞分泌的一种多肽类激素，它的作用包括抑制破骨细胞功能，减少骨骼钙释放；增加尿磷，降低血钙和血磷；维持血钙及血磷平衡；调节神经肌肉兴奋性。降钙素增高可见于甲状腺髓样癌、小细胞肺癌、女性妊娠期、肾功能不全等；降钙素降低可见于绝经后女性、甲状腺功能不全、重度甲亢等。

3.2.3.3 甲状腺髓样癌有哪些类型？

根据是否具有遗传性，甲状腺髓样癌可分为：（1）散发性：临床上最多见，约占75%—80%，患者多为中老年，女性稍多；（2）遗传性：临床上较少见，约占20%—25%，发病年龄较散发性提前10—20年，男女发病率无差异，一个家族中可以同时或先后有多人患病。

遗传性甲状腺髓样癌又可细分为以下 3 种类型：（1）多发性内分泌腺瘤 2A：此型会同时发生甲状腺髓样癌、嗜铬细胞瘤和甲状旁腺增生；（2）多发性内分泌腺瘤 2B：无甲状旁腺疾病，以黏膜多发性神经瘤伴甲状腺髓样癌和（或）肾上腺嗜铬细胞瘤为特点，是遗传性中恶性程度最高的类型；（3）家族非多发性内分泌腺瘤性：此型被认为是多发性内分泌腺瘤 2A 的一种变异类型，甲状腺髓样癌是其唯一的特征，是遗传性中恶性程度最低的类型。

3.2.3.4　RET（网织红细胞）突变与甲状腺髓样癌之间有什么关系？

40％—60％的甲状腺髓样癌存在 RET 基因突变。RET 原癌基因编码属于一种酪氨酸激酶受体超家族的跨膜蛋白，RET 原癌基因突变后，导致甲状腺 C 细胞内外区蛋白构象的改变，进而诱导细胞增生过度而发生癌变。目前发现与甲状腺髓样癌有关的 RET 基因突变位点共有约 20 余个，这些突变可以分别导致胞外区和胞内区蛋白构象的改变，此类构象的改变可增强 RET 的转化能力，激发酪氨酸激酶自动磷酸化，诱导细胞增生过度以致癌变。RET 基因异常还可见于非小细胞肺癌、副神经节瘤、卵巢癌、膀胱癌、结直肠癌、唾液腺、胰腺癌等肿瘤，以 RET 基因为靶点的靶向药物在相关肿瘤的治疗中已经展现出治疗作用。

3.2.3.5　甲状腺髓样癌有哪些临床表现？

主要表现是甲状腺无痛性结节伴或不伴颈部淋巴结肿大。甲状腺肿块可为一侧或双侧，如肿块较大可出现不同程度的压迫症状，如声音嘶哑、发音困难、吞咽困难和呼吸困难等症状。如伴有异源性 ACTH、前列腺素和血清素时，可产生不同的症状，如腹泻、心悸、腹痛及面部潮红等。如甲状腺髓样癌已远处转移，如转移至肺、肝、骨和肾上腺髓质等，还可出现转移相关症状，如骨痛、胸痛、咳嗽、肝功能不全、黄疸等。

3.2.3.6　甲状腺髓样癌会发生类癌综合征吗？

类癌综合征是一种最常见的神经内分泌肿瘤异位激素综合征，多见于消化系统神经内分泌瘤，甲状腺髓样癌也可发生类癌综合征。神经内分泌肿瘤产生多种生物活性的物质，主要包括 5－羟色胺（5－HT）、缓激肽、组胺及前列腺素等，这些物质会引起皮肤潮红、腹痛、腹泻、支气管痉挛和心瓣膜病等多种复杂症状，这些症状即为类癌综合征。

3.2.3.7　甲状腺髓样癌出现哪些情况时应立即寻求急救？急救措施有哪些？

甲状腺髓样癌为缓慢进展性疾病，仅当出现以下情况时应立即寻求急救：（1）颈部肿块大范围局部增长，压迫附近气管、食管；（2）延误治疗时机，已出现明显胸闷、气促、吞咽困难。

急救措施如下：（1）患者采取半卧位；（2）减少主动及被动活动；（3）有条件给予吸氧；（4）到正规医院进行及时救治，必要时应考虑气管插管或切开，缓解气道梗阻压迫症状。

3.2.3.8　甲状腺髓样癌有哪些辅助检查手段？

甲状腺髓样癌经常是通过术后病理做出诊断，如果术前即有怀疑，可通过以下方法检测：（1）细针穿刺细胞学检查，还可进行 RET 基因突变分析；（2）测定降钙素：降钙素是诊断甲状腺髓样癌和术后监测复发的高度特异性指标，肿瘤的发展与降钙素增高程度明显相关；（3）癌胚抗原（CEA）：分期越晚阳性率越高，但不具有特异性，单纯 CEA 升高不能作为复发的依据；（4）影像学检查方案：超声、CT、MRI、核医学检查（甲状腺显像及 PET/CT）在甲状腺髓样癌肿瘤定位诊断及定性鉴别诊断方面均起到重要作用。

3.2.3.9　甲状腺髓样癌需与哪些疾病相鉴别？

（1）甲状腺恶性肿瘤：如甲状腺未分化癌、滤泡性甲状腺癌、淋巴瘤及乳头状癌；（2）非癌性甲状腺肿瘤：如甲状腺腺瘤等。

3.2.3.10　甲状腺髓样癌有哪些治疗手段？

根据患者甲状腺结节的大小、诊断时的年龄、是否伴有颈部淋巴结转移及远处扩散等，可选择一种或几种联合治疗方法。目前手术是首选治疗方法，其他治疗方法包括放射性同位素碘治疗、放射治疗、化学治疗、靶向治疗等。

3.2.3.11　哪些甲状腺髓样癌患者适合化疗？

不可切除的局部晚期或转移性甲状腺髓样癌可以考虑全身化疗。目前为止，标准有效的髓样癌化疗方案尚未确立，因髓样癌属于神经内分泌肿瘤，常用的药物主要包括对神经内分泌肿瘤有效的氟尿嘧啶、达卡巴嗪、链佐星、长春新碱、多柔比星等，但总体治疗效果不理想。近年来小分子多靶点 TKI 药物如凡德他尼、安罗替尼也被应用到进展期甲状腺髓样癌治疗中，其疗效优于传统化疗。

3.2.3.12　甲状腺髓样癌有靶向治疗药物吗?

甲状腺髓样癌目前的靶向药物主要针对的基因为 RET 基因和 VEGF (血管内皮生长因子) 基因。包括凡德他尼 (是一个抑制 RET、VEGFR - 2 和 EGFR (表皮生长因子受体) 的多靶点小分子酪氨酸激酶抑制剂)、卡博替尼 (是一个同时抑制 RET、VEGFR - 2 和 MET 的小分子酪氨酸激酶抑制剂)、安罗替尼等已在进展期、复发、转移性甲状腺髓样癌治疗中发挥重要作用。

3.2.3.13　甲状腺髓样癌术后需监测哪些指标和做哪些检查?

(1) 术后 4—6 周检测促甲状腺激素 (TSH), 甲状腺激素替代治疗使 TSH 控制在正常范围。(2) 术后的第一个月要检测血清降钙素。患者术后由于甲状腺被切除, 降钙素会维持在低于正常的水平或者测不到。在随访期间, 如果降钙素出现较快的升高, 可提示复发或者转移, 这时应及时就诊。(3) 检测血清 CEA, 超过 50% 患者可存在 CEA 异常增高, CEA 术后可降至正常。如随访期间出现 CEA 再次增高, 需要排除肿瘤是否复发或转移的可能。但该指标特异性不高, 如再次增高还需考虑是否出现发生于其他部位第二原发肿瘤可能。(4) 监测血钙, 对于有低钙血症症状的患者应该给予口服钙剂和维生素 D, 对于不能撤药的患者需长期替代。(5) 定期行颈部彩超、MRI 等检查排除转移。

3.2.3.14　哪些情况提示甲状腺髓样癌患者预后差?

甲状腺髓样癌较甲状腺乳头状癌预后差, 其中老年患者、诊断时出现颈部淋巴结和 (或) 远隔器官转移患者、未能接受根治手术的患者、MEN2B 型遗传性甲状腺髓样癌患者、散发性甲状腺髓样癌伴有 M918T 基因突变患者、术后短期内 (<6 个月) 血降钙素水平快速升高患者, 更容易出现复发转移, 预后更差。

3.2.4　甲状旁腺肿瘤

3.2.4.1　甲状旁腺肿瘤是什么?

甲状旁腺是位于甲状腺两叶后方的腺体, 其分泌的甲状旁腺激素主要参与体内钙磷代谢的调节。甲状旁腺肿瘤属内分泌肿瘤, 目前临床所见绝大多数有激素分泌功能。

3.2.4.2　甲状旁腺肿瘤容易误诊吗？

由于本病临床少见，且早期常缺乏典型的临床表现，因而容易造成误诊。

3.2.4.3　甲状旁腺肿瘤一定是恶性的吗？

不一定。甲状旁腺肿瘤可以分成两类，一类是良性的，大多为甲状旁腺腺瘤；另一类是恶性的，即甲状旁腺癌，是指来源于甲状旁腺实质的恶性肿瘤，这种疾病非常少见。

3.2.4.4　甲状旁腺肿瘤的良恶性区别？

如病变发展得比较快，血钙及甲状旁腺激素特别高，CT、超声检查显示肿瘤边界不规则、不清楚，癌的风险就比较高，尤其该症状若出现在年轻患者中，癌的风险就会更大。

3.2.4.5　甲状旁腺肿瘤的主要临床表现有哪些？

最常见的临床表现包括骨骼病变、泌尿系统症状，以及高血钙相关症状。

（1）骨骼系统。可表现为全身弥漫性、逐渐加重的骨痛，骨畸形和身高变矮、病理性骨折，活动受限。轻症患者可以仅表现在骨密度检查时发现骨质疏松或低骨量。

（2）泌尿系统。表现为肾绞痛、肉眼血尿、尿中排石等，易合并泌尿系统感染，可出现肌酐清除率的下降甚至肾功能不全。

（3）高血钙相关症状。可出现注意力不集中、共济失调、嗜睡、抑郁、木僵甚至昏迷，可有近端肌病、肌无力；还会出现胃肠道表现，如厌食、恶心、呕吐、便秘，有时可出现胰腺炎及消化性溃疡。

3.2.4.6　甲状旁腺肿瘤的临床表现是如何发生的？

由于甲状旁腺激素分泌过多，钙自骨动员至血循环，引起血钙过高，同时肾小管对无机磷再吸收减少，尿磷排出增多，血磷降低。由于肿瘤的自主性，血钙过高不能抑制甲状旁腺，故血钙持续增高，如肾功能完好，尿钙排泄量随之增加而使血钙稍下降。持续增多的甲状旁腺激素作用，引起广泛骨质吸收脱钙等改变，骨基质分解、黏蛋白、羟脯氨酸等代谢产物自尿排泄增多，形成尿结石或肾钙盐沉着症，加以继发性感染等因素，肾机能常遭受严重损害。

3.2.4.7　出现哪些情况时应考虑甲状旁腺肿瘤？

出现高钙血症、低磷血症，同时伴有骨质疏松、尿路结石等情况下应考虑甲状旁腺肿瘤。

3.2.4.8　甲状旁腺肿瘤的主要血清学指标有哪些？

甲状旁腺激素水平升高；血钙水平升高，磷水平降低；血碱性磷酸酶可升高。

3.2.4.9　甲状旁腺肿瘤有哪些影像学检查手段？

包括 B 超、CT、MRI、99mTc-MIBI（ECT 检查）等。其中颈部 B 超操作简单、无创、经济，常常作为首选方法，但颈部 B 超最容易误诊为甲状腺肿瘤；CT 诊断的准确率明显高于 B 超，同时 CT 对气管后及纵隔内异位甲状旁腺肿瘤的定位效果优于 B 超；此外，应用 99mTc-MIBI 定位甲状旁腺病变可取得准确效果，对异位及单发的肿瘤显像敏感性达 82%—100%。

3.2.4.10　甲状旁腺肿瘤的治疗目的是什么？

甲状旁腺肿瘤的治疗主要以控制临床症状为目的。

3.2.4.11　手术在甲状旁腺肿瘤治疗中的地位如何？

手术切除是最主要的治疗方法。手术指征包括：（1）有症状的患者。（2）无症状者合并以下任情况：高钙血症，血钙高于正常上限 0.25mmol/L（1mg/dl）；肾脏损害，肌酐清除率低于 60 ml/min；任何部位骨密度值低于峰值骨量 2.5 个标准差（T 值 <−2.5），和/或出现脆性骨折；年龄小于 50 岁，患者不能接受常规随访。（3）无手术禁忌证，病变定位明确者。当术中病理诊断为恶性肿瘤时，需将同侧甲状腺及其峡部切除，同时切除邻近器官及与肿瘤组织相粘连的邻近组织。

3.2.4.12　甲状旁腺肿瘤可以行放、化疗吗？

放、化疗作用有限。放疗对浸润性甲状旁腺癌几乎没有效果，但可作为手术后的辅助治疗，以减少复发概率。

3.2.4.13 经积极治疗后甲状旁腺肿瘤的各系统损害均可恢复吗?

绝大部分患者手术后血钙水平可得到有效纠正,达到治愈,骨密度增加,泌尿系结石风险下降,预后良好。少数甲状旁腺癌导致的原发性甲状旁腺功能亢进症可出现不缓解或复发的情况,预后不佳。病程较长已经形成骨骼畸形或身高缩短不能恢复,或已经形成的肾脏钙化和泌尿系结石不能自行缓解的患者,仍需泌尿外科干预。已出现慢性肾功能不全的患者,术后肾功能也不能完全恢复正常。合并高血压的患者部分术后血压可有一定程度改善,但不一定恢复正常。

3.3

胸部神经内分泌肿瘤

3.3.1 食管小细胞癌

3.3.1.1 食管小细胞癌是什么?

原发性食管小细胞癌是最为常见的肺外小细胞癌,发生率占同期食管癌的 1%—2.8%,其肿瘤细胞较小,以小圆细胞、燕麦细胞型为多见,细胞呈圆形、卵圆形、短梭形,肿瘤组织呈巢状、片状或条索状改变,有时可有少许假菊花结构或假腺样结构。

3.3.1.2 食管小细胞癌好发于食管的什么部位?

以内镜下测量距离上切牙的距离为标准,食管的分段如下:(1)颈段:内镜下测量距上切牙 15—20 cm;(2)胸上段:内镜下测量距上切牙 20—25 cm;(3)胸中段:内镜下测量距上切牙 25—30 cm;(4)胸下段:内镜下测量距上切牙 30—40 cm;(5)腹段:内镜下测量距上切牙 40 cm 左右。食管小细胞癌病变多位于胸中、下段,胸上段少见。

3.3.1.3 出现哪些表现时需考虑食管小细胞癌?

其初始症状通常与食管鳞癌类似,进行性吞咽困难是最为常见的症状,其次是体重下降。食管小细胞癌可以引起副肿瘤综合征，如高钙血症、抗利尿激素分泌异常综合征、神经系统症状，包括但不限于肌无力综合征、小脑共济失调、视网膜病变等。

3.3.1.4　食管小细胞癌有哪些常用的免疫组织化学检测指标?

免疫组织化学检测结果呈阳性概率较高的有：突触素（Syn）、肿瘤免疫化学标记物（CD56）、甲状腺转录因子 1（TTF‐1）、嗜铬粒蛋白（CgA）、神经元特异性烯醇化酶（NSE）、上皮膜抗原（EMA）、细胞角蛋白（CK）。

3.3.1.5　食管小细胞癌有哪些影像学检查手段?

上消化道造影和 X 线检查可见食管内的不规则肿块、突入腔内的斑块状肿物、腔外形成大的充盈缺损，管腔狭窄，食管黏膜中断皱襞破坏；螺旋 CT 及磁共振 MRI 可清晰显示食管癌轴向范围，并且可了解肿瘤对纵隔的侵犯和食管淋巴结转移情况；食管镜或食管超声内镜有助于显示食管癌原发病灶侵及层次，对于 T 分期诊断比较重要。

3.3.1.6　食管小细胞癌如何分期?

食管小细胞癌尚无标准分期体系，可参照美国癌症联合委员会（AJCC）/国际抗癌联盟（UICC）制定的食管鳞癌 TNM 分期系统。也可参照美国退伍军人肺癌协会（VALG）标准分期，分为局限期和广泛期。局限期是指肿瘤局限于食管及管周组织，有或无淋巴结转移；广泛期是指肿瘤超过局限期范围，如出现肝、骨等远处转移和（或）远隔淋巴结的转移。

3.3.1.7　食管小细胞癌有哪些治疗原则?

外科治疗是食管癌的主要根治性手段之一。外科可切除性需由食管外科经验丰富的胸外科医师评估后判定，确定手术入路及淋巴结清扫术式。放射治疗是食管癌综合治疗的重要组成部分，涉及术前新辅助、术后辅助、根治性及姑息性治疗多个方面。对于广泛期不宜手术患者，可选择局部放疗联合全身治疗降低肿瘤负荷。

3.3.1.8　哪些食管小细胞癌患者适合行手术治疗?

局限期的食管小细胞癌患者根治性手术基础上综合治疗可提高治疗效果。对中期食管癌拟行手术者，可先行术前新辅助放化疗进行肿瘤降期后再行手术。

3.3.1.9 食管小细胞癌患者需要化疗吗？化疗方案有哪些？

由于食管小细胞癌的高度侵袭性，大部分患者在就诊时即存在微转移或远处转移，因此食管小细胞癌需要化疗。根据肺小细胞癌和其他神经内分泌癌的化疗方案，食管小细胞癌的化疗主要采用基于铂类药物的化疗方案，如依托泊苷联合铂类的治疗方案，以及紫杉醇联合顺铂的化疗方案。

3.3.1.10 食管小细胞癌的预后怎么样？

食管小细胞未分化癌恶性程度高，全身播散早，临床发现时已有局部淋巴结转移甚至远处转移，已属晚期，故预后差。

3.3.2 胸腺神经内分泌肿瘤

3.3.2.1 胸腺类癌

1）胸腺类癌是什么？

胸腺神经内分泌肿瘤是一类罕见的胸腺肿瘤，约占胸腺肿瘤的 2%—5%，其分为两大类：一是胸腺类癌；二是胸腺小细胞癌。胸腺类癌是起源于胸腺的神经内分泌细胞的低度恶性肿瘤。

2）胸腺类癌的恶性程度如何？容易复发转移吗？

胸腺类癌临床罕见，但其恶性程度又明显高于其他部位的类癌，易复发和胸外转移，预后较差。

3）胸腺类癌的临床表现有哪些？

大多数患者在手术确诊前无症状，并于体检中无意发现。而少数患者仅有前胸疼痛、咳嗽、咯血、气促等非特异性症状，与肿瘤压迫气管有关。胸腺类癌容易侵犯及压迫上腔静脉，导致上腔静脉综合征，表现为面颈部、上胸部及上肢水肿，可有头晕头沉的感觉，颈静脉的胸壁浅表静脉可呈怒张状态。肿瘤侵犯或压迫喉返神经，导致声带麻痹、声音嘶哑。除以上症状外，患者还会出现库欣（Cushing）综合征等内分泌功能紊乱表现。

4）库欣（Cushing）综合征是什么？

库欣（Cushing）综合征又称皮质醇增多症，为各种病因造成肾上腺分泌过多糖皮质激素（主要是皮质醇）所致病症的总称，可分为依赖 ACTH 和不依赖 ACTH 两类，典型病例表现为向心性肥胖、满月脸、水牛背、多血质、紫纹、痤疮等，还可表现为体重减轻、高血压、水肿、低血钾性碱中毒等。

5）胸腺类癌为什么会发生库欣（Cushing）综合征？

临床上 30%—40% 胸腺类癌患者常出现典型的库欣（Cushing）综合征，这是由于胸腺类癌中的神经内分泌细胞产生异位性 ACTH 所致。

6）胸腺类癌还会伴发哪些内分泌功能紊乱？

如抗利尿激素增多症、胰岛细胞瘤、甲状旁腺功能亢进症、多发性内分泌腺瘤Ⅰ型综合征、马凡综合征和肥大性骨关节病等其他内分泌紊乱综合征。

7）胸腺类癌怎么诊断？

胸腺类癌的诊断主要结合临床表现、影像学检查和病理诊断。胸腺类癌影像学显示前纵隔有肿物，伴有上腔静脉综合征，骨扫描有骨质破坏，瘤内有斑点样钙化。通过穿刺活检，明确病理表现，胸腺类癌的免疫组织化学中 NSE、嗜铬粒蛋白、CCK、突触素、CgA、S‑100、ACTH 通常表现为阳性结果。

8）手术治疗在胸腺类癌中的地位如何？

胸腺类癌无论瘤体大小，均应尽早手术完整切除肿瘤。对无法完整切除的较大胸腺类癌肿瘤也应行姑息性切除。

9）胸腺类癌术后是否需要进行辅助治疗？

胸腺类癌病变侵犯严重，手术难以完全切除，术后多需进行辅助治疗。

10）胸腺类癌需要化疗吗？

胸腺类癌侵袭性较强，当有全身转移时需进行系统化疗，但通常疗效不乐观，很难获得完全缓解。

11）胸腺类癌还有哪些非手术治疗手段？

可以行局部放疗，作为其辅助治疗手段。此外，靶向治疗逐渐成为热点并发挥作用，如酪氨酸激酶抑制剂、血管内皮生长因子受体抑制剂等分子靶向药物在胸腺类癌的治疗中能发挥一定作用。

3.3.2.2 胸腺小细胞癌

1）胸腺小细胞癌是什么？

胸腺小细胞癌属于胸腺神经内分泌肿瘤，是起源于胸腺神经内分泌细胞的罕见恶性肿瘤，属于胸腺上皮肿瘤的一种，发病者没有性别差异，且患者发病时平均年龄略年轻。

2）胸腺小细胞癌临床表现是什么？

胸腺小细胞癌的主要症状与其他纵隔肿瘤相似，主要是肿瘤对周围脏器的压迫产生的症状，如胸闷气短、胸痛、咳嗽等。1/3 胸腺小细胞癌病人在确诊前也会出现库欣综合征，对于内分泌功能的影响与胸腺类癌表现一致。

3）胸腺小细胞癌的诊断及需要与哪些疾病相鉴别？

胸腺小细胞癌的诊断需结合：（1）临床表现；（2）影像学检查，如 X 线、CT、MRI、ECT、PET - CT 等，胸腺小细胞癌的影像学表现较其他一些纵隔肿瘤缺乏显著特异性；（3）病理活检是唯一确诊手段，需与其他纵隔肿瘤相鉴别，如上皮性胸腺瘤、胸腺内甲状旁腺腺瘤、纵隔副神经节瘤等，确诊前还必须排除其他部位有无原发性小细胞癌，如肺小细胞癌。

4）胸腺小细胞癌有哪些治疗方法？

胸腺小细胞癌的治疗以手术切除为主，只要有机会，术中应尽可能完全切除肿瘤。胸腺小细胞癌约 1/3 发生胸腔外转移，如转移至骨、皮肤、淋巴结和肝，对于辅助性的化疗和放疗敏感，可作为辅助治疗手段。临床上必须长期进行随访，尽早手术。

5）胸腺小细胞癌预后如何？

经过正规治疗后，大部分患者症状都能缓解，生活质量提高，生存期延长。但本病常发生早期转移，出现广泛转移的病患则治疗效果较差，预后差。

3.3.3 肺部神经内分泌肿瘤

3.3.3.1 小细胞肺癌

1）小细胞肺癌的发病率如何？

小细胞肺癌是恶性程度最高的一种原发性支气管肺癌，根据 2023 年《中国临床肿瘤学会（CSCO）常见恶性肿瘤诊疗指南》，小细胞肺癌占肺癌总数的 13%—17%。

2）小细胞肺癌起源于哪种细胞？好发于什么部位？

小细胞肺癌起源于支气管黏膜上皮和黏液腺内的嗜银细胞，能分泌异位激素或肽类物质，好发于主支气管和叶支气管，中心型占 90%—95%。

3）小细胞肺癌有什么特点？

小细胞肺癌的临床特点是生长迅速、淋巴和血行转移早，确诊时大部分患者已有远处转移，因此小细胞肺癌属于全身性疾病，治疗效果与预后较差。

4）小细胞肺癌的高危人群有哪些？

小细胞肺癌的高危人群主要为 40 岁以上长期吸烟者；或烟龄达 20 年以上者；经常接触煤烟、煤焦油和油烟者；接受过量放射线照射者；慢性咳嗽、痰中带血者及有肺癌家族史者。

5）出现哪些情况时需高度怀疑小细胞肺癌？

如高危人群出现咳嗽、声音嘶哑、痰中带血、呼吸困难，尤其是咳嗽迁延不愈，此类人群应该高度警惕，需做密切随访，完善进一步检查。

6）如何诊断小细胞肺癌？

胸部增强 CT、腹部盆腔增强 CT、头部增强 MRI 或增强 CT 及全身骨显像是小细胞肺癌分期和诊断的主要方法，其中 PET - CT 对分期诊断有较好的效能。病理学诊断包括形态学及免疫组织化学，常用的分子标记物有 CD56、Syn、CgA、TTF - 1、CK、Ki - 67。

7）小细胞肺癌的血清学标志物有哪些？

胃泌素释放肽前体和神经元特异性烯醇化酶是小细胞癌诊断及治疗效果监测的重要肿瘤标志物。胃泌素释放肽是小细胞癌组织的重要产物，其在血清中的前体可被稳定检测。小细胞癌可表现为神经内分泌细胞的特性，因此神经元特异性烯醇化酶往往会有过量表达。

8）可通过哪些手段获取细胞或组织学标本？

可通过患者痰液找脱落癌细胞、从转移的淋巴结穿刺活检、经支气管镜肺活检术、经胸壁穿刺肺活检、纵隔镜、胸腔镜、胸膜活检、胸腔穿刺抽胸腔积液，以及剖胸探查等方案取得病理组织。

9）小细胞肺癌的分期如何？

小细胞肺癌的分期一直沿袭 VALG 的二期分期法，分为局限期和广泛期。局限期指病变限于一侧胸腔，且能被纳入一个放射治疗野内；广泛期指病变超过一侧胸腔，且包括恶性胸腔和心包积液或血行转移。AJCC 的 TNM 分期系统可以选出适合外科手术的 T1－2N0M0 的局限期患者，能更准确地了解患者所处的疾病阶段、判断患者的预后及制订合适的治疗方案。

10）哪些小细胞肺癌患者适合进行手术治疗？

临床分期Ⅰ—ⅡA 期的小细胞肺癌可能从手术中获益，手术对ⅡB—ⅢA 期小细胞肺癌的有效性及适合亚群仍待商榷，ⅢB—Ⅳ期小细胞肺癌患者不推荐接受手术治疗。

11）小细胞肺癌有哪些常用的化疗方案？

依托泊苷联合铂类是一线治疗的标准方案，伊立替康联合铂类也是一线治疗的可选择方案，二线治疗可选择拓扑替康、伊立替康、吉西他滨、紫杉醇或长春瑞滨等药物治疗。

12）哪些小细胞肺癌患者适合放疗？

建议术后 N2 的患者接受术后放疗，N1 患者可考虑术后放疗，同步或序贯化疗。对于无法耐受手术或拒绝行手术的Ⅰ—ⅡA 小细胞肺癌可行立体定向消融放疗或同步/序贯放化疗，超过 T1—2N0 的局限期小细胞肺癌患者，同步放化疗为标准治疗，若不能耐受，也可行序贯放化疗。全身化疗后达缓解的广泛期小细胞肺癌患者，给予胸部原发病灶放疗联合预防性脑放疗，可降低胸部复发风险，提高总体生存率。广泛期小细胞肺癌转移灶姑息放疗常用于肿瘤转移到脑、脊髓、纵隔淋巴结和骨等，导致危及生命或生活质量显著下降的患者。

13）小细胞肺癌患者需要行预防性脑放疗吗？

局限期小细胞肺癌，对于行根治性手术及术后化疗的患者，脑转移率较低，无需脑预防放疗。前期未行手术，经过根治性化疗和胸部放疗，获得较好的疗效的患者，行预防性脑放疗可以降低颅内转移。对于全身化疗后达缓解的广泛期小细胞肺癌患者，给予胸部原发病灶放疗联合预防性脑放疗，可降低胸部复发风险，提高总体生存率。

14）小细胞肺癌预后如何？

小细胞肺癌早期易转移、治疗后易复发，预后差。局限期小细胞肺癌患者经治疗后，也有 60%—70% 的患者可达完全缓解；广泛期小细胞肺癌患者尽管及时进行系统治疗，其预后仍很差，生存期短。

3.3.3.2　肺类癌

1）肺类癌是什么？

类癌是一种少见的、生长缓慢的神经内分泌肿瘤，好发于消化系统和呼吸系统，其他部位如卵巢、胸腺、睾丸、胆囊、皮肤、宫颈等处亦可发生。其中肺类癌约占全身所有类癌的 1/3。

2）肺类癌如何分类？

根据细胞的分化程度，将类癌分为分化良好的典型类癌和分化较差的不典型类癌。

3）肺类癌有哪些临床表现？

临床表现与肿瘤位置有关，中央型类癌多见，约占总体的 3/4，多表现为阻塞性肺炎和肺不张，会出现如咳嗽、气短、咯血、胸痛、黄痰等症状；周围型类癌可以没有任何症状，常在体检中发现；部分患者有类癌综合征表现，如皮肤发作性潮红、高血压、支气管痉挛、流泪、眶周水肿、鼻充血和严重腹泻等。

4）类癌综合征是什么？

类癌综合征是因为类癌细胞可产生多种有生物活性的物质，其中最主要的是 5-羟色胺、缓激肽、组胺及前列腺素等，这些物质会引起皮肤潮红、胃肠道症状、哮喘和心悸等多种复杂症状。

5）哪些情况下肺类癌可以等待和观察？

以下情况肺类癌可以考虑观察和等待：（1）部分患者表现为惰性病程；（2）影像学上无疾病进展表现；（3）无临床症状；（4）无局部发病；（5）低—中度肿瘤负荷。

6）肺类癌有哪些治疗措施？

早期局限型类癌以外科手术为主。没有淋巴结及远处转移可进行根治性手术切除，对于癌细胞的分化程度高、恶性程度低，并处在早期阶段，并不一定需要进行术后辅助治疗，只需要定期复查即可。如果肺类癌已经伴有淋巴结转移，或者伴有远处器官转移的情况，可以采用全身化疗、联合局部放疗的治疗方式来控制肺类癌病情的发展，延长生存期。

7) 肺类癌的预后情况及影响预后的因素有哪些？

肺类癌总体预后好于同分期鳞癌和腺癌。典型类癌预后好于非典型类癌，典型类癌的手术效果好，只有 5% 有淋巴结转移，不典型类癌 70% 发生淋巴结转移。研究发现影响预后的因素如下：非典型的组织学分型，肿瘤直径大于 3.7 cm，肿瘤分期，有淋巴结转移，出现类癌综合征。

3.3.3.3　肺大细胞神经内分泌癌

1) 肺大细胞神经内分泌癌的发生率如何？

肺大细胞神经内分泌癌约占肺部肿瘤的 2%—3%，属于非常罕见的疾病。它是一种没有任何形态学特征的癌，其癌细胞较大，具有多形性。

2) 肺大细胞神经内分泌癌的临床表现是怎样的？

肺大细胞神经内分泌癌缺乏特异性的临床症状及体征，与其他肺癌较相似；主要症状包括咳嗽、咯血、胸痛等，有时可有阻塞性肺炎等非特异症状；副肿瘤综合征极少见，可以表现为胃肠胰的类癌综合征，以及异位促肾上腺皮质激素综合征等罕见症状。

3) 肺大细胞神经内分泌癌有哪些影像学检查手段？

与其他肺部肿瘤相似，肺大细胞神经内分泌癌最初一般由胸部影像学检查，尤其是胸部 CT 检查发现。肺大细胞神经内分泌癌在 CT 上多表现为周围型实性结节或肿块，75% 左右为外周型，为有分叶状、轮廓不规则的孤立性影，直径 2—6 cm 不等，可伴有毛刺及胸膜牵拉等表现，注入增强剂后可有不均匀增强。这些表现与肺部其他癌的影像学特征有相似之处，因此很难从 CT 上与其他肺部肿瘤进行鉴别。PET/CT 可通过病变的代谢程度来判断肺部病变的良恶性及评估全身转移情况，肺大细胞神经内分泌癌通常代谢程度较典型类癌、不典型类癌及一般腺癌、鳞癌高而较小细胞肺癌低，部分文献认为此可作为诊断及预后判断的评估指标之一。

4) 肺大细胞神经内分泌癌可以手术吗？

早期患者以手术治疗为主，与非小细胞肺癌相似，手术推荐用于Ⅰ、Ⅱ期及部分Ⅲa 期患者。

5) 肺大细胞神经内分泌癌和肺大细胞癌有区别吗？

肺大细胞神经内分泌癌原属于肺大细胞癌，2004 年被纳入支气管肺神经内分泌肿瘤的亚型，同时肺大细胞癌是一种缺乏鳞癌、腺癌、神经内分泌分化特征的肿瘤，免疫组化标记是重要的鉴别方法。

6）肺大细胞神经内分泌癌有哪些治疗药物？

肺大细胞神经内分泌癌非常罕见，一般会选择小细胞肺癌常用的化疗方案进行治疗，对于复合型肺大细胞神经内分泌癌，因其有非小细胞肺癌成分，则更推荐应用非小细胞肺癌化疗方案。关于针对基因通路的靶向治疗，表皮生长因子受体可在含有腺癌成分的复合型肺大细胞神经内分泌癌中检出，但是相应药物在无腺癌成分肺大细胞神经内分泌癌中的治疗价值仍待进一步评估。其他如抗血管生成剂、雷帕霉素靶蛋白抑制剂、抗血管内皮生长因子、抗人表皮生长因子受体－2 等药物的治疗，仍需要积累数据以证实其对于肺大细胞神经内分泌癌治疗的疗效。

3.3.4　乳腺神经内分泌肿瘤

3.3.4.1　乳腺神经内分泌肿瘤的流行病学特征有哪些？

乳腺神经内分泌肿瘤较罕见，发病率占所有乳腺癌的 0.3%—0.5%，大多见于绝经后的女性患者，年龄在 60－70 岁，男性患者亦可见。

3.3.4.2　乳腺神经内分泌肿瘤的发病机制是什么？

乳腺神经内分泌肿瘤的发病机制尚不明确，有学者认为不是起源于导管的内分泌细胞，而是由具有多重分化功能的肿瘤干细胞前体分化为上皮细胞和内分泌细胞的结果；另外一些学者则认为，在癌变过程中，乳腺上皮细胞获得分化能力并逐渐转化为神经内分泌细胞，最终发展成乳腺内分泌癌。

3.3.4.3　乳腺神经内分泌肿瘤的病理分型有哪些？

2003 年世界卫生组织将乳腺神经内分泌肿瘤分为 4 种独立的亚型，分别为：实性神经内分泌癌，非典型类癌，小细胞、燕麦细胞癌，以及大细胞神经内分泌癌。

3.3.4.4　乳腺神经内分泌肿瘤怎么诊断？

乳腺神经内分泌肿瘤的诊断主要根据临床特点、影像学及病理，病理是其诊断的金标准。乳腺神经内分泌肿瘤的乳腺钼靶检查和乳腺 MRI 检查一般不具特征性，和原发浸润性导管癌表现类似，为类圆形高密度影，无钙化灶，周围有毛刺，常常被误诊为囊肿、纤维腺瘤。空芯针穿刺或细针抽吸活检可以作为乳腺神经内分泌肿瘤的定性诊断，但还需进一步排除转移性神经内分泌肿瘤的可能。一般来说，需排除肺或消化道等器官来源后，方能认为乳腺是原发部位。神经内分泌肿瘤还存在一些被称为神经内分泌标志物的特殊胞质颗粒，其中敏感性和特异性最好的神经内分泌标志物有嗜铬粒蛋白、突触体素、神经元特异性烯醇化酶等。神经内分泌标志物的免疫组织化学检查结果是确诊乳腺神经内分泌肿瘤的金标准。

3.3.4.5　乳腺神经内分泌肿瘤如何治疗？

现在对于原发性乳腺神经内分泌肿瘤的治疗没有统一的定论，外科治疗方式与其他类型乳腺癌基本一致，常用手术方式包括保乳术、加术后放疗及乳腺癌改良根治术。化疗方案及内分泌治疗和普通的导管癌治疗模式相似。有专家学者认为，年龄较大、肿瘤生长缓慢、区域淋巴结无转移的患者可以考虑内分泌治疗，而年轻的、有区域淋巴结转移的患者则可从化疗中明显获益。

3.3.4.6　乳腺神经内分泌肿瘤的预后怎么样？

乳腺小细胞癌和小细胞肺癌一样都具有高侵袭性、预后极差，但较后者而言，乳腺小细胞癌的预后要好。其他亚型的乳腺神经内分泌肿瘤的临床预后优于浸润性导管癌或小叶癌。研究表明，乳腺神经内分泌肿瘤的预后与组织学分级、肿瘤的大小、区域淋巴结转移、激素受体表达率及分期等因素有关。

3. 3. 5　Askin 瘤

3.3.5.1　Askin 瘤最多发生于什么年龄段？

Askin 瘤是因 Askin 于 1979 年首先报道这种发生于儿童和青少年胸肺的恶性小圆细胞肿瘤而得名。有学者通过组织化学、免疫组化及电镜研究，将胸壁 Askin 瘤确诊为神经内分泌肿瘤，属于周围神经外胚叶肿瘤。Askin 瘤常见于儿童及青少年的胸肺部，年龄范围自出生至 80 岁，平均年龄为 14.5—18 岁。

3.3.5.2　Askin 瘤的病因及临床表现是什么？

Askin 瘤发病原因不明，目前认为是多种因素相互作用的结果。首发症状为胸壁进行性增大的肿物，常伴有疼痛；当侵及肺部时，可出现咳嗽、胸闷、气促等呼吸道症状。侵犯胸膜时伴有血性胸腔积液；也可出现发热、体重下降、乏力、厌食等表现。当肿瘤出现局部侵犯或远处转移时，可有相应表现。

3.3.5.3　Askin 瘤的影像学特点有哪些？

Askin 瘤影像学上不具备特异性，X 线检查主要表现为胸部肿块、肺肿块和胸水。CT 检查示胸壁不规则或结节状巨大的肿块，并有向胸内蔓延的倾向，肿块常呈不均质，其中心有坏死，伴或不伴同侧胸腔积液及肋骨破坏。MRI 病灶信号常不均匀，由于病灶内坏死、囊变或出血所致。

3.3.5.4　Askin 瘤的免疫组化特点是什么？

Askin 瘤有多种肿瘤标记物，常见 CD99、神经元特异性烯醇化酶、突触素、S - 100 阳性，CD99 对 Askin 瘤具有较高的特异性和敏感性。因此，对于胸肺部的小圆细胞肿瘤，若 CD99 呈强阳性表达，首先应考虑 Askin 瘤。

3.3.5.5　什么情况需要考虑 Askin 瘤？

对发生于儿童及青少年胸壁的恶性软组织肿物，同时伴有邻近肋骨的破坏及胸腔积液，进行鉴别诊断时需要考虑到 Askin 瘤。

3.3.5.6　Askin 瘤的综合治疗方法有哪些？

Askin 瘤采用以手术治疗为主的综合治疗，即广泛切除肿瘤及周围浸润组织、肋骨、肺，加区域淋巴结清扫和术后的放、化疗。由于该肿瘤恶性程度高，浸润广泛，大多数病例在术后 3 个月内出现局部复发和转移，所以术后的放、化疗显得尤为重要。临床上一般常用的化疗药物有铂类、阿霉素、长春碱类、环磷酰胺、5 氟尿嘧啶等。原发灶放疗剂量多为 40—60Gy/4—5 周。也有研究表明，术前化放、化疗后再行手术，可使局部复发率下降，生存期延长。因此，对 Askin 瘤的治疗，应多学科专家讨论，制定合理、科学的治疗方案，以提高疗效，改善预后。

3.3.5.7 Askin 瘤容易复发转移吗?

Askin 瘤在治疗前较少发生远处转移,但可见纵隔淋巴结转移,而治疗后常发生局部复发和远处转移,约 60% 的病例在术后 3 个月内发生局部复发,远处脏器转移常在术后半年内发生。

3.3.5.8 Askin 瘤最常见的复发征象是什么?

胸壁肿物是 Askin 瘤最常见的局部区域复发征象,可伴有肺、纵隔转移,以及腹膜后淋巴、肝、肾上腺、骨转移等。

3.3.5.9 Askin 瘤最常转移至什么部位?

Askin 瘤常见转移部位是双肺、纵隔、胸膜,其次为远处骨、肝、腹膜、肾等部位。

3.3.5.10 Askin 瘤的预后如何?

Askin 瘤恶性程度比较高,易发生局部复发及远处转移,治疗效果欠佳,预后较差,平均生存期只有 8 个月左右。

3.4

胃肠神经内分泌肿瘤

3.4.1 胃神经内分泌肿瘤

3.4.1.1 胃神经内分泌肿瘤来源于哪些细胞?

胃内分布了 4 种不同类型的神经内分泌细胞,包括分布于胃底胃体的分泌组胺的肠嗜铬样细胞,分布于胃窦的分泌胃泌素的 G 细胞,分布于全胃的分泌生长抑素的 D 细胞,以及分泌 5 - 羟色胺的肠嗜铬细胞。

3.4.1.2　胃神经内分泌肿瘤的发病机制是什么？

胃神经内分泌肿瘤起源于增殖状态的肠嗜铬样细胞，主要位于胃体部，这些细胞最初发现于胃黏膜层的泌酸细胞中。促胃液素能激活肠嗜铬样细胞，并促进释放组胺，后者作用于胃壁细胞使之分泌胃酸。促胃液素还可以营养肠嗜铬样细胞，在高胃泌素血症的环境下，肠嗜铬样细胞逐渐增生和肥大，从肠嗜铬样细胞的肥大—增生—不典型增生这个通路最终演变成胃神经内分泌肿瘤。

3.4.1.3　胃神经内分泌肿瘤常见的临床表现有哪些？

胃神经内分泌肿瘤分为非功能性和功能性两大类。非功能性胃神经内分泌肿瘤主要表现为非特异性的消化道症状，如腹痛、腹胀和腹部肿块等；功能性胃神经内分泌肿瘤主要表现为肿瘤过量分泌激素如胃泌素等物质引起的相关临床症状，包括难治性消化性溃疡和腹泻等。

3.4.1.4　胃神经内分泌肿瘤内镜下有哪些表现？

胃镜检查示可见胃底、胃体多发大小不等的黏膜隆起，表面光滑，色红。超声内镜可见胃底、胃体病灶处黏膜层、黏膜肌层结构不清呈中等偏低回声，黏膜下层、固有肌层、浆膜层完整。

3.4.1.5　胃神经内分泌肿瘤的病理学特征是什么？

胃神经内分泌肿瘤的病理报告中会有典型的神经内分泌标志物，包括 Syn 和 CgA，以及反映细胞增殖情况的指标 Ki-67。

3.4.1.6　哪些患者可以内镜下治疗？

内镜下的治疗主要适用局限于黏膜和黏膜下层，无区域淋巴结和远处转移，病灶最大直径≤1 cm、低级别（G1/G2 级）、分化好的神经内分泌肿瘤患者。

3.4.1.7　哪些患者需要手术治疗？

直径>1 cm 的病变，有浸润和（或）转移，需要手术切除；Ⅱ 型胃神经内分泌肿瘤原则上应首先切除原发的胃泌素瘤。

3.4.1.8　哪些患者需要化学治疗?

病理结果提示高级别（G3 级）、分化差的胃神经内分泌肿瘤需要行化学治疗。

3.4.1.9　哪些患者适合使用生长抑素类药物?

生长抑素受体广泛表达于神经内分泌肿瘤细胞表面。生长抑素类似物可特异性结合生长抑素受体，从而有效降低血清胃泌素水平及抑制肿瘤的增殖，达到从病因上治疗肿瘤的效果。目前认为，生长抑素类似物适用于多灶性（≥6 个病灶）的Ⅰ型或多发转移不适合手术的Ⅱ型胃神经内分泌肿瘤患者。

3.4.1.10　胃神经内分泌肿瘤治疗的靶向药物有哪些?

目前临床上用的靶向药物有以下两种：依维莫司是目前用于治疗研究最广泛的一种哺乳动物雷帕霉素靶蛋白抑制剂；舒尼替尼是目前唯一获得美国食品药品监督管理局批准用于胃神经内分泌肿瘤的酪氨酸激酶抑制剂。

3.4.1.11　胃神经内分泌肿瘤的预后怎么样?

影响胃神经内分泌肿瘤患者预后的危险因素有：病理类型、是否存在淋巴结转移和远处转移、临床分型、是否合并慢性心血管疾病等。

3.4.2　小肠神经内分泌肿瘤

3.4.2.1　小肠神经内分泌肿瘤常见的临床表现有哪些?

大部分的小肠神经内分泌肿瘤没有典型特异的临床症状，十二指肠的神经内分泌肿瘤常因出现上腹部疼痛、上消化道出血、贫血、黄疸等症状行胃镜检查时发现；空肠和回肠神经内分泌肿瘤的症状是非特异性腹痛；此外还可能有类癌综合征，包括腹泻、支气管痉挛、右心衰竭、皮肤潮红。

3.4.2.2　小肠神经内分泌肿瘤的发病机制是什么?

小肠神经内分泌肿瘤是一类起源于肠壁肽能神经元和神经内分泌细胞的异质性肿

瘤。肠道神经内分泌肿瘤的发病原因尚不明确，可能与遗传因素、环境因素、饮食因素、不良生活习惯、药物因素等有关。

3.4.2.3　小肠神经内分泌肿瘤的影像表现有哪些？

CT 是小肠神经内分泌肿瘤最常见的影像学检查，是术前临床分期和手术计划的重要基石；MRI 对小肠神经内分泌肿瘤肝转移和骨转移更为敏感；FDG-PET/CT 有评估小肠神经内分泌肿瘤预后的效果，高 FDG（氟代脱氧葡萄糖）摄取是独立不良预后因素。

3.4.2.4　小肠神经内分泌肿瘤有哪些分型？

根据是否出现与激素分泌相关的症状，可分为功能性肿瘤和无功能性肿瘤。

3.4.2.5　小肠神经内分泌肿瘤的治疗方案有哪些？

小肠神经内分泌肿瘤的治疗方案根据发病的部位、有无远处转移来决定：（1）未出现远处转移的小肠神经内分泌肿瘤的治疗主要是手术切除原发肿瘤及累及的淋巴结；（2）对于非壶腹部的无功能十二指肠小肠神经内分泌肿瘤（直径≤10 mm），由于通常仅浸润黏膜下层，较少出现淋巴结及远处转移，可以行内镜下局部切除；（3）生长抑素类似物是转移性小肠神经内分泌肿瘤的一线治疗，可以抑制临床症状同时改善预后；（4）对于存在肝脏转移瘤切除术禁忌证的患者，建议行肝动脉栓塞术和经皮射频消融术治疗小肠神经内分泌肿瘤肝转移灶。

3.4.2.6　小肠神经内分泌肿瘤的预后怎么样？

肿瘤的 TNM 分期和分级是小肠神经内分泌肿瘤 2 个重要的预后因素，早期分化较好的十二指肠神经内分泌肿瘤预后较好。

3.4.3　结直肠神经内分泌肿瘤

3.4.3.1　结直肠神经内分泌肿瘤的发病率高吗？

国内目前没有专门的机构做过结直肠神经内分泌肿瘤的数据统计分析，但美国

SEER 数据库的统计表明近年来结直肠神经内分泌肿瘤发病率呈现逐年增长趋势，男性多于女性，以直肠多见，临床上多无明显症状。

3.4.3.2 结肠和直肠神经内分泌肿瘤是一样的吗？

尽管直肠和结肠统一称为大肠，但两个部位发生的神经内分泌肿瘤有很大区别，结肠来源的主要是分化差的神经内分泌癌，直肠来源的大部分都是神经内分泌瘤。

3.4.3.3 直肠神经内分泌瘤需要做 CT/MRI 吗？

虽然直肠神经内分泌瘤大多是低度恶性的肿瘤，但仍有部分直肠神经内分泌瘤即使不足 1 cm，也有 2%—3% 的可能发生转移，主要是肠周、盆腔淋巴结和肝脏，因此原则上建议做腹部 CT 和盆腔 MRI 或 CT 以排除有无远处转移。

3.4.3.4 结直肠神经内分泌肿瘤病理报告需要关注哪些内容？

结直肠神经内分泌肿瘤一般是黏膜切除的标本，病理报告中需提供病变分化程度、分级、大小、侵及深度、脉管神经侵犯情况、切缘（包括基底切缘和侧切缘）情况，以及免疫组化结果。

3.4.3.5 结直肠神经内分泌瘤内镜下是什么样的？

结直肠神经内分泌瘤内镜下多表现为息肉样隆起或黏膜下隆起，经常容易与普通息肉混淆而按息肉切除。

3.4.3.6 结直肠神经内分泌瘤内镜能切除干净吗？

约 90% 的结直肠神经内分泌瘤诊断时直径不足 1 cm，分级是 G1 的，对这一部分肿瘤，首选的治疗是内镜下切除术，完整切除率可达 85% 以上。局部进展期的结直肠神经内分泌肿瘤无法通过内镜切除完整，需通过外科根治性手术治疗。

3.4.3.7 内镜切除的方式有区别吗？

常用的切除方式有内镜下黏膜剥离术、内镜黏膜切除术和息肉切除，目前推荐的方式是内镜下黏膜剥离术或内镜黏膜切除术，两者均可达到完整切除。内镜黏膜切除术操作时间短，临床操作方便，尤其是改良后的内镜黏膜切除术式，完整切除率不差于内镜下黏膜剥离术，传统的息肉切除术不作为推荐。

3.4.3.8　切除后如何随访？

达到 R0 切除、G1、T1、无局部可疑淋巴结的结直肠神经内分泌瘤，一般不需要访视监测复发；切缘无法判断的患者，术后一年复查肠镜，定期行腹腔 CT 或 MRI 检查；具有高危因素（T2 或 T2 以上、G2 或 G3、淋巴结阳性或直径＞2 cm），需要考虑增加随访的频率。

3.4.3.9　哪些患者需要化学治疗？

目前结直肠神经内分泌瘤的致病机制尚未研究清楚，考虑可能与遗传有关。国内对于结直肠神经内分泌瘤的认识起步较晚，认识还不够全面，对于结直肠神经内分泌瘤的诊疗还未有标准。但是，外科手术治疗仍是主要治疗手段，并且是唯一可能取得治愈效果的治疗手段。化疗、生物学和放射学干预措施也可以用作辅助治疗，有针对性的靶向治疗可以迅速缓解症状并且发展前景广阔。

3.4.3.10　化疗药物有哪些？

目前临床上常用的治疗神经内分泌癌的化疗药物有依托泊苷、拓扑替康、紫杉醇类、铂类药物。

3.5

肝胆神经内分泌肿瘤

3.5.1　肝原发性神经内分泌肿瘤

3.5.1.1　什么是肝原发性神经内分泌肿瘤？

肝原发性神经内分泌肿瘤（Primary hepatic neuroendocrine tumor，PHNET）是原发于肝脏的属于胺前体摄取脱羧系统的肿瘤，临床极为罕见，其症状、影像学表现均缺乏特异性。目前对 PHNET 起源尚不明确，一般认为其起源于肝毛细胆管内的神经内分泌细胞或肝内异位的胰腺或肾上腺组织或由于慢性炎症反复刺激导致胆管上皮肠化所致。PHNET 具有与其他 NETs 不同的临床特征，它们生长缓慢，一般在晚期才会出现比较明显的临床症状，只有不到 8% 的患者表现为典型的类癌综合征。

3.5.1.2　肝原发性神经内分泌肿瘤的发病率高吗？

肝原发性的神经内分泌肿瘤发病率很低，占原发肝脏肿瘤的比例不足 0.5%，占全部神经内分泌肿瘤比例为 0.8%—4.0%。随着体检的普及、影像检查技术的进步，肿瘤的检出率有所增高。

3.5.1.3　肝原发性神经内分泌肿瘤的发病人群特点有哪些？

肝原发性神经内分泌肿瘤发病人群多为成年女性，且女性人数略多于男性，中位发病年龄为 48—51 岁，肝右叶比肝左叶更易发生，左、右叶均有者也可见。患者既往常无慢性乙肝或丙肝病史，病灶多为单发，也可多发，肿瘤标记物甲胎蛋白（AFP）通常为阴性。

3.5.1.4　肝原发性神经内分泌肿瘤起源于肝脏哪些细胞？

肝原发性神经内分泌肿瘤的起源目前尚不明确，一般认为其起源于肝毛细胆管内的神经内分泌细胞、肝内异位的胰腺或肾上腺组织、由于慢性炎症反复刺激导致胆管上皮肠化所致。

3.5.1.5　肝原发性神经内分泌肿瘤的血清标志物有哪些？

血清特征性标志物的检测是诊断神经内分泌肿瘤的一个重要方法，主要标志物包括嗜铬粒蛋白（CgA）、神经元特异性烯醇化酶（NSE）、5 羟基吲哚乙酸（5 - HIAA）常为阳性。CgA 敏感性高，由肾上腺髓质神经内分泌细胞分泌，在有功能和无功能神经内分泌肿瘤患者的血清中均能表达阳性，这与肿瘤的大小、分期有关。5 羟基吲哚乙酸（5 - HIAA）对神经内分泌肿瘤有特异性，但该指标容易受食物干扰，若大量摄入富含色氨酸的食物（如香蕉、梨、茄子等），可使其假性升高。神经元特异性烯醇化酶（NSE）是参与糖酵解途径的烯醇化酶中的一种，存在于神经组织和神经内分泌组织中。它常表达在神经内分泌组织起源有关的肿瘤中，特别是小细胞肺癌、神经母细胞瘤；也可表达于甲状腺髓样癌、嗜铬细胞瘤、转移性精原细胞癌、黑色素瘤、胰腺神经内分泌瘤、肝脏神经内分泌肿瘤。此外，其他肿瘤标志物如 AFP、CEA、糖类抗原（CA199）、异常凝血酶原（PIVKA‐II）和糖类抗原 CA724 在肝原发性神经内分泌肿瘤患者中大多正常，有助于同肝脏内其他肿瘤进行鉴别。

3.5.1.6　肝原发性神经内分泌肿瘤的临床表现有哪些？

肝原发性神经内分泌肿瘤临床症状不同于其他部位的神经内分泌肿瘤，一般无潮红、腹痛腹泻等类癌综合征的表现，这可能与代谢产物通过门脉系统被迅速降解有关。临床上患者常因肿瘤弥漫性生长而出现腹部胀痛不适前来就诊，或因为肿瘤生长过大出现腹痛、压迫胆管出现梗阻性黄疸或是发生转移而出现相应的症状前来就诊；少数患者在体检时偶然发现，多无病毒性肝炎或肝硬化等基础肝脏疾病。

3.5.1.7　哪些影像学检查可以用于肝原发性神经内分泌肿瘤的诊断？

肝原发性神经内分泌肿瘤影像学检查没有特异的影像学表现，目前常用的检查方法有超声、CT 扫描、磁共振 MRI 及功能成像。超声检查适用于肝脏这样的实质性器官，具有快速、安全、无创，可以反复操作，可以显示肿瘤位置、邻近组织结构关系、区分组织血流供给、血管分布和血流灌注等优势，可以用作疾病的初步筛查。CT 检查常表现为肝脏内单发或多发不均匀低密度影，肿瘤直径一般大于 5 cm，多发者常表现为 1 个大病灶伴周围多发小病灶，内常有坏死液化区，肿瘤广泛出血坏死时可形成巨大囊实性肿块；动态增强扫描早期肿瘤为不均匀增强，扫描后期肿瘤逐步转变为等密度或低密度，常难以与血管瘤鉴别。在 MRI 检查中，T1W1 可表现为边界清楚的不均匀低信号，T2W1 表现为等高信号，中心可见规则高信号区，弥散加权成像呈不均匀高信号，动态增强表现为病灶边缘厚壁强化及结节状强化，较大病灶中心可见低信号无强化区。MRI 检查的组织分辨率要高于其他几种方法，有利于肝脏低信号小病灶的检出，且无辐射，造影剂的毒副作用低，尤其适合病灶小、各种原因不适合使用离子型 CT 造影剂的人群。功能成像是指约 80% 神经内分泌肿瘤表达生长抑素受体（SSTR），用放射性核素标记生长抑素类似物（如奥曲肽等），将其作为示踪剂引入体内，与这些肿瘤或正常神经内分泌器官表面的生长抑素受体特异的结合，从而使肿瘤或神经内分泌器官显像，达到诊断和鉴别诊断的目的。近年来，18F‐FDG PET/CT

与奥曲肽 PET/CT 双核素显像联合应用也在一些大型综合医院开展，有利于神经内分泌肿瘤的诊断和鉴别诊断。

3.5.1.8 肝原发性神经内分泌肿瘤需要与哪些疾病相鉴别？

肝原发性神经内分泌肿瘤主要与原发性肝细胞肝癌、纤维板层型肝癌、肝脏内转移性的神经内分泌肿瘤、肝腺瘤等相鉴别。

（1）原发性肝细胞肝癌：是肝脏最常见的原发性恶性肿瘤之一，肝细胞癌患者一般都有明确慢性肝病病史（如慢性乙型肝炎、慢性丙型肝炎、肝硬化），肿瘤标志物甲胎蛋白（AFP）常显著增高；增强 CT 检查时，病灶在肝动脉期明显强化，在静脉及延迟期造影剂会迅速廓清，具有典型"快进快出"影像学表现。

（2）纤维板层型肝癌：是原发性肝癌中一种比较特殊的类型，因其癌细胞被平行的板层状胶质纤维隔开，故称为纤维板层型肝细胞癌。纤维板层型肝癌多为单个实性结节，好发于年轻人，发病年龄在 5—35 岁。主要病理特点是癌巢间出现大量平行板层状纤维组织及强嗜酸性胞浆，该肿瘤分化好、生长缓慢、恶性程度相对较低，一般不伴有肝硬化。

（3）肝脏内转移性的神经内分泌肿瘤：发生在肝脏内的神经内分泌肿瘤实际上大多为转移性的，以胰腺及胃肠道的神经内分泌肿瘤的转移最为多见，也可见于小细胞肺癌，患者的临床表现常与原发灶的组织来源和性质有关，特征性的肿瘤标志物的检测有助于判断原发灶来源。

（4）肝腺瘤：是较少见的肝脏良性肿瘤，好发于已婚女性且有长期口服避孕药史，临床表现随肿瘤大小、部位及有无并发症而不同。约 10% 患者可没有症状，30% 左右患者可出现右上腹疼痛并有恶心、纳差，部分患者可出现瘤体破裂出血。CT 表现肝内低密度或等密度肿块，边界清晰，无分叶，密度均匀，边缘光滑。出血时不规则高密度，肿瘤坏死时更低密度，可能出现钙化和瘤体周边低密度透明环。CT 增强时表现瘤体动脉期显著均匀强化，门脉期呈等密度或略高密度，延迟期常为等密度或者略低密度。

3.5.1.9 哪些肝原发性神经内分泌肿瘤适用于手术治疗？

手术治疗是肝原发性神经内分泌肿瘤最常用、最有效的方法。完全切除原发肿瘤，并且进行淋巴清扫是唯一可能治愈这种疾病的方法。手术能否进行取决于疾病所属的阶段、肿瘤生长的位置、肿瘤数量、肿瘤的分化程度、与周围组织结构的关系、患者的一般状况、肝脏贮备能力等。对于肿瘤为单发病灶、分化良好（G1－G3）、可切除且没有明显手术禁忌的患者首选根治性手术；如单发/多发病灶可切除但患者具有手术禁忌的，可以选择微创消融治疗或经肝动脉栓塞治疗。对于多发病灶、分化良好但是可切除的患者同样主张根治性手术治疗；多发病灶病理类型为恶性程度更高的神经内分泌癌的患者则建议多学科会诊综合治疗为主。临床上有超过 50% 患者在发现时已经出现了转移，尤其对于难治性功能性肝原发性神经内分泌肿瘤，为了提高患者的生活质量，可以实施切除或破坏大部分瘤组织的姑息减瘤手术治疗。

3.5.1.10　不能手术的肝原发性神经内分泌肿瘤还可以选择哪些治疗模式？

在患者身体状况不能耐受外科手术或是由于肿瘤生长位置等因素而不能行手术治疗时，可以选择消融治疗、肝动脉栓塞治疗、无水酒精注射等局部微创治疗技术。局部微创治疗直接作用于病灶，达到迅速缩小肿瘤病灶、降低肿瘤负荷、减少肿瘤耐药产生、改善患者症状的治疗目的。此外，传统的化疗和放疗也是晚期肝原发性神经内分泌肿瘤的重要治疗方法。部分新型靶向药物，如 mTOR 抑制剂依维莫司、多靶点酪氨酸激酶抑制剂舒尼替尼、索凡替尼等，已经在进展期胰腺、胃肠道神经内分泌肿瘤治疗中取得了显著疗效，改善了患者的疗效及预后，这些靶向药物能否在肝原发性神经内分泌肿瘤治疗中起到积极作用有待临床进一步研究。

3.5.1.11　肝原发性神经内分泌肿瘤可以进行肝移植吗？

当内科治疗及介入治疗无效时，肝移植是一种治疗选择，因该疾病发病率低，故无相应大规模循证学证据可供参考，仅在部分病例报道中提及多发并且肝功能差的原发性病例，采取肝移植比单纯手术切除效果好。目前影响肝癌肝移植预后的因素很多，包括肿瘤体积、分布、数目、临床分期、组织学分级、血管侵犯和淋巴结转移等。患者是否能够进行肝移植，以及移植预后如何，需要进行专业的全面评估。

3.5.2　肝转移性神经内分泌肿瘤

3.5.2.1　什么是肝转移性神经内分泌肿瘤？

肝脏是转移瘤高发的器官之一，肝脏转移性肿瘤比原发性肿瘤更为常见。神经内分泌肿瘤是一类少见的肿瘤类型，可以发生于全身多个器官，最常见的原发部位在胃肠道及胰腺，而常见的转移脏器是肝脏。

3.5.2.2　肝转移性神经内分泌肿瘤发病率高吗？

肝脏是神经内分泌肿瘤最常见的转移器官之一，神经内分泌肿瘤的肝转移率为50％—95％，当出现肝转移时，多提示癌症已步入晚期，5年生存率只有20％左右。

3.5.2.3　肝转移性神经内分泌肿瘤原发于哪里？

神经内分泌肿瘤可以发生于全身任何部位，所有晚期神经内分泌肿瘤均可以出现肝脏转移，肝转移性神经内分泌肿瘤最常见来源于胃、肠道和胰腺。肿瘤出现肝转移提示预后较差。

3.5.2.4　肝转移性神经内分泌肿瘤的血清学标志物有哪些？

肝转移性神经内分泌肿瘤可以检查的血清肿瘤标志物有嗜铬粒蛋白A（CgA）、神经元特异性烯醇化酶（NSE）、5-羟基吲哚-3-乙酸（5-HIAA）、CEA、AFP、CA199等，一般缺乏特征性，疾病常常会表达原发病灶的特异性标志物，如生长抑素瘤表达生长抑素，胰岛素瘤表达胰岛素。

3.5.2.5　肝转移性神经内分泌肿瘤的CT表现特点有哪些？

肝转移性神经内分泌肿瘤以多发肿块样瘤灶伴巨块样瘤灶多见，瘤灶生长相对缓慢，血供相对比较丰富，中心区坏死较少。CT表现为均质性，增强可表现为形态不规则的环形强化，当肿瘤巨大出现坏死时可以表现为多发囊性坏死。

3.5.2.6　肝转移性神经内分泌肿瘤和肝细胞癌有何区别？

原发性肝细胞癌多发生在慢性乙肝伴肝硬化的基础上，常伴甲胎蛋白明显增高，其中门静脉癌栓在肝细胞癌中常见。肝细胞癌为肝动脉供血，对比增强扫描呈动脉期一过性强化，表现为典型的"快进快出"型，部分肿瘤周边可见假包膜形成。肝转移性神经内分泌肿瘤多无肝硬化的基础，CT显示瘤灶多为巨块伴多发结节、瘤灶多为实性且不易出现坏死，动脉期强化，囊变为多囊性且呈非中央性。

3.5.2.7　肝转移性神经内分泌肿瘤的生存预后如何?

神经内分泌肿瘤罕见发生肝脏转移,一旦出现肝脏转移提示肿瘤晚期,预后较差,患者的中位生存期仅 40 个月左右,5 年生存率不足 20%。

3.5.2.8　肝转移性神经内分泌肿瘤可以手术治疗吗?

手术切除是治疗肝转移性神经内分泌肿瘤最常见的治疗方法之一。对于转移灶合理采取局部治疗,包括手术治疗、介入治疗、消融治疗等,目的是缩小肿瘤负荷,同时可以有效缓解激素相关症状;联合全身治疗如化疗或靶向治疗,部分患者也能有效延长生存期。

3.5.2.9　肝移植在肝转移性神经内分泌肿瘤治疗中需要哪些指征?

中华医学会外科学分会胰腺外科学组提出神经内分泌肿瘤肝转移行肝移植的指征包括:(1) 神经内分泌肿瘤合并肝脏转移,无肝以外其他脏器转移和区域淋巴结转移;(2) 原发病灶可完整切除,肝脏双侧叶有多发转移灶且不可切除的;(3) 肿瘤 Ki - 67 指数小于 10%;(4) 存在无法用药物控制的、明显影响患者生命质量的症状,无其他肝移植禁忌证。由于移植后也不一定能获得长期生存,而且肝移植创伤大、后续治疗复杂、治疗费用昂贵且复发率高,因此并不建议肝移植常规用于神经内分泌肿瘤肝转移患者的治疗。

3.5.2.10　肝转移性神经内分泌肿瘤有哪些非手术治疗方式?

包括肝脏病灶微波消融术、肝动脉介入栓塞术、肝动脉介入化疗栓塞等,创伤相对手术和肝移植小,也能有效减少肝脏转移灶的肿瘤负荷。

3.5.2.11　肝转移性神经内分泌肿瘤有哪些治疗药物?

当神经内分泌肿瘤分化程度较低或肝内弥漫转移时,可以考虑药物治疗。常用药物包括:(1) 生长抑素类似物:生长抑素类似物奥曲肽和兰瑞肽。(2) 靶向治疗:血管内皮生长因子(VEGF)抑制剂(包括多靶点酪氨酸激酶抑制剂)、哺乳动物雷帕霉素受体(mTOR)抑制剂。(3) 化疗药物:多柔比星、5 -氟尿嘧啶、达卡巴嗪、顺铂、紫杉醇、替莫唑胺、培美曲塞等。

3.5.2.12　生长抑素类似物在神经内分泌肿瘤治疗中起哪些作用？

神经内分泌肿瘤常因为神经肽分泌过多而出现类癌综合征。类癌综合征与肿瘤产生5-羟色胺（5-HT）、组胺、激肽释放酶、前列腺素、缓激肽有关，临床可以表现为皮肤潮红、水样腹泻、头晕和心脏病变等。研究表明，神经内分泌肿瘤可以表达生长抑素受体（SSTR），生长抑素类似物可以与肿瘤的生长抑素受体（SSTR）结合，发挥抑制肿瘤生长、诱导肿瘤凋亡、抗肿瘤转移的作用；同时，可以有效降低血浆5-HT及尿5-HIAA等异常神经肽，减轻和控制类癌综合征。

3.5.2.13　肝转移性神经内分泌肿瘤有靶向治疗药物吗？

靶向治疗是神经内分泌肿瘤药物治疗的方法之一，主要药物代表有：（1）血管内皮生长因子抑制剂：多靶点酪氨酸激酶抑制剂舒尼替尼、凡德替尼。（2）哺乳动物雷帕霉素受体抑制剂：依维莫司。

3.5.2.14　肝转移性神经内分泌肿瘤适合化疗吗？有哪些化疗药物可以选择？

系统性化疗多用于缺乏其他临床治疗方案的进展期患者，总体有效率不到40%。目前常用的化疗药物有：多柔比星、5-氟尿嘧啶、卡培他滨、达卡巴嗪、顺铂、紫杉醇、替莫唑胺、培美曲塞、沙利度胺、链脲霉素等。

3.5.3　胆囊神经内分泌肿瘤

3.5.3.1　胆囊神经内分泌肿瘤的发病和哪些因素有关？

胆囊的神经内分泌肿瘤极为罕见。目前发病机制尚不清楚，可能与胆囊长期慢性炎症，促进神经内分泌组织细胞异常分化导致。

3.5.3.2　胆囊神经内分泌肿瘤起源于哪里？

神经内分泌细胞广泛分布于胃肠道，在胆囊内并无神经内分泌细胞存在。当胆囊炎时胆囊黏膜发生肠上皮和（或）胃上皮化生，可出现神经内分泌细胞，且多数胆囊神经内分泌肿瘤患者合并胆囊结石、胆囊炎，目前研究多考虑胆囊神经内分泌肿瘤源于化生的胆囊黏膜细胞。

3.5.3.3　胆囊神经内分泌肿瘤发病率高吗？

神经内分泌肿瘤是罕见的异质性肿瘤疾病，其发病率占所有恶性肿瘤不到 1%，多发生在消化道和呼吸道。而胆囊神经内分泌肿瘤更为罕见，原发性胆囊神经内分泌瘤仅占所有神经内分泌肿瘤的 0.5%。

3.5.3.4　胆囊神经内分泌肿瘤好发于胆囊哪些位置？

胆囊神经内分泌肿瘤可以发生于胆囊的任何部位，在胆囊颈部、体部、底部均有发现，其中胆囊底部更为常见。大部分患者可有胆囊炎的病史，患者表现为右上腹的闷胀不适，有厌油、食欲不振、黄疸等症状。

3.5.3.5　胆囊神经内分泌肿瘤恶性程度高吗？

胆囊神经内分泌肿瘤可以分为胆囊神经内分泌瘤和胆囊神经内分泌癌，根据分化程度可以分为高分化、中分化、低分化及未分化。其中低分化及未分化胆囊神经内分泌瘤和胆囊神经内分泌癌恶性程度高，预后更差。

3.5.3.6　为什么胆囊神经内分泌肿瘤容易误诊？

胆囊神经内分泌肿瘤的症状不典型，临床表现可有右上腹的闷胀不适，厌油、食欲不振的消化道症状，因而容易与消化系统其他疾病混淆。此外，胆囊神经内分泌肿瘤患者既往常有胆囊炎病史，患者容易落入"胆囊炎发作"的误区而延误就诊。

3.5.3.7　常规影像学检查能区别胆囊神经内分泌肿瘤和胆囊癌吗？

常用的检查项目如超声、CT、MRI、肿瘤标记物检查等对胆囊神经内分泌肿瘤的诊断无特异性，无法将胆囊神经内分泌肿瘤同其他类型胆囊肿瘤区别，需要有病理结合免疫组化检查才能确诊。

3.5.3.8　哪些胆囊神经内分泌肿瘤可以行手术治疗？

外科手术治疗是胆囊神经内分泌肿瘤首选治疗方式，也是唯一可以治愈的治疗手段。手术方式包括单纯胆囊切除、扩大切除（局部淋巴结清扫、转移灶的切除）等。根据不同的病理分期选择合适的手术治疗方式。

3.5.3.9 胆囊神经内分泌肿瘤若出现肝转移可以行手术治疗吗?

神经内分泌肿瘤手术治疗根据治疗目的可以分为根治性手术和姑息性手术。当胆囊内分泌肿瘤出现肝转移灶时也可行手术切除,此时手术治疗的目的为姑息性手术,一方面可以在一定程度上缓解肿瘤生长而引起的出血、压迫、梗阻等并发症;另一方面可以降低肿瘤负荷,有利于控制类癌综合征,提高生活质量,提高后续综合治疗疗效。对于部分化、放疗敏感患者,也可予化、放疗缩小肿瘤后再行手术治疗。

3.5.3.10 胆囊神经内分泌肿瘤对化疗敏感吗?

化疗是目前恶性肿瘤术后或不能手术的常见首选治疗方式。结合文献,胆囊神经内分泌肿瘤对化疗反应性较差,但低分化、肿瘤生长迅速者反应性明显升高。因胆囊神经内分泌肿瘤发病率低,目前研究较少,化疗无统一标准方案,化疗药物及化疗方案多参照胃肠、胰腺等神经内分泌肿瘤,常用药物有 5-氟尿嘧啶、依托泊苷、顺铂等。

3.5.3.11 胆囊神经内分泌肿瘤有靶向治疗药物吗?

神经内分泌肿瘤的靶向治疗药物包括作用于生长抑素受体(SSTR)的生长抑素类似物(SSA),多靶点的酪氨酸激酶药物舒尼替尼、索凡替尼,mTOR 抑制剂依维莫司。此类药物主要用于胃肠道及胰腺神经内分泌肿瘤,能否作为胆囊神经内分泌肿瘤的靶向药物,其临床效果有待进一步研究。

3.5.3.12 舒尼替尼可以治疗胆囊神经内分泌肿瘤吗?

舒尼替尼是一类多靶点的酪氨酸激酶药物,不仅可以通过抑制受体酪氨酸激酶阻断肿瘤生长所需的血液和营养物质供给而"饿死"肿瘤,而且有杀死肿瘤细胞的功能。舒尼替尼目前主要用于不可切除的转移性高分化胰腺神经内分泌瘤的患者,在胆囊神经内分泌肿瘤治疗中仅为个例报道。

3.5.3.13 胆囊神经内分泌肿瘤还有哪些非手术治疗方案?

非手术治疗方案包括化疗、靶向治疗、免疫治疗、放疗。神经内分泌肿瘤伴生长抑素受体(SSTR)表达,生长抑素类似物如奥曲肽、兰瑞肽等长效制剂能很好控制患者类癌综合征，同时发挥抗肿瘤增殖转移作用。胆囊神经内分泌肿瘤如伴生长抑素受体（SSTR）表达可以考虑使用此类药物。转移性胆囊神经内分泌癌患者可以采取伊立替康或依托泊苷联合铂类，以及替莫唑胺联合卡培他滨等化疗方案；对于无法手术患者还可行姑息放疗缓解症状；PD-1/PD-L1 单抗或 CTLA-4 单抗也可用于部分转移性胆囊神经内分泌癌患者的后线治疗。

3.6

胰腺神经内分泌肿瘤

3.6.1　认识胰腺神经内分泌肿瘤

3.6.1.1　什么是胰腺神经内分泌肿瘤?

胰腺神经内分泌肿瘤是源于胰腺多能神经内分泌干细胞一类异质性肿瘤。临床少见，临床症状复杂多样，可由良性逐渐发展成恶性。病程缓慢，临床表现易与内分泌原发疾病相混淆，容易造成误诊和漏诊，由于长期误诊误治导致病人形成严重的不可逆的损害。

3.6.1.2　胰腺神经内分泌肿瘤起源于哪里? 发病率高吗?

胰腺神经内分泌肿瘤是一类少见的胰腺肿瘤，起源于胰腺小管的多能干细胞，主要发生于胰腺和小肠上部，具低度侵袭性。此外，该肿瘤发病率较低，年发病率仅为（1—2）/10 万，占胰腺肿瘤的 1%—3%。

3.6.1.3　胰腺神经内分泌肿瘤能产生哪些激素类物质?

胰腺神经内分泌肿瘤能产生激素类物质包括胰岛素、胃泌素、胰高血糖素等。

3.6.1.4　胰腺神经内分泌肿瘤的恶性程度高吗?

胰腺神经内分泌肿瘤恶性程度低，生存期优于其他类型胰腺肿瘤，即使是伴有肝转移的胰腺神经内分泌肿瘤的中位生存期也可达 48 个月，5 年生存率约 40%。

3.6.1.5 Ki-67 在胰腺神经内分泌肿瘤分级中起何作用?

Ki-67 水平参与胰腺神经内分泌肿瘤分级。胰腺神经内分泌肿瘤分成三级:(1)1级指肿瘤细胞的核分裂象数<2/10 高倍视野,和(或)Ki-67 阳性指数≤2%;(2)2级为核分裂象数在 2—20/10 高倍视野,Ki-67 阳性指数为 3%—20%;(3)3 级为核分裂象数>20/10 高倍视野,和(或)Ki-67 阳性指数>20%。其中 1 级和 2 级的肿瘤为神经内分泌瘤,而 3 级肿瘤为神经内分泌癌。

3.6.1.6 什么是功能性胰腺神经内分泌肿瘤?

胰腺神经内分泌肿瘤伴随激素分泌称为功能性胰腺神经内分泌肿瘤,占胰腺神经内分泌肿瘤的 20%—40%。

3.6.1.7 功能性胰腺神经内分泌肿瘤包括哪些?

常见的功能性胰腺神经内分泌肿瘤包括胰岛素瘤和胃泌素瘤,胰岛素瘤一般位于胰腺,而胃泌素瘤多见于十二指肠或胰腺;其余的功能性胰腺神经内分泌肿瘤均少见,包括生长抑素瘤、胰高糖素瘤、生长激素瘤等。

3.6.1.8 功能性胰腺神经内分泌肿瘤临床表现有哪些?

功能性胰腺神经内分泌肿瘤常表现为激素相关的症状,如低血糖、多发性消化性溃疡、腹泻等,临床上通常较早发现;此外,少见的症状有表皮水疱(脓疱)、糖尿病症状(如口渴,多饮,多尿,伴有体重减轻,乏力)等。

3.6.1.9 什么是无功能性胰腺神经内分泌肿瘤?

没有激素分泌功能的胰腺神经内分泌肿瘤称为无功能性胰腺神经内分泌肿瘤,占胰腺神经内分泌肿瘤的 60%—80%。

3.6.1.10 无功能性胰腺神经内分泌肿瘤临床表现有哪些?

无功能性胰腺神经内分泌肿瘤早期多无典型临床表现,多以肿瘤局部压迫或肝脏及其他部位的转移为首发症状。

3.6.1.11　胰腺神经内分泌肿瘤由 CT 检查好还是 MRI 检查好?

CT 表现缺乏特异性,平扫表现为胰腺低密度肿块,增强常显示不均匀强化;MRI 显像的情况类似,也难以与其他类型的胰腺肿瘤相鉴别。因此,胰腺神经内分泌肿瘤还需病理及免疫组化才能确诊。

3.6.1.12　超声内镜在胰腺神经内分泌肿瘤中的检查意义有哪些?

超声内镜是所有影像学检查中敏感性最高的,对胰腺神经内分泌肿瘤的诊断敏感性可达 90%,直径小于 1 cm 的胰腺肿瘤也可清晰显示,超声内镜的使用使得微小病灶发现率大大升高。

3.6.1.13　胰腺神经内分泌肿瘤可以检查哪些肿瘤标志物?

嗜铬粒蛋白 A、神经元特异性烯醇化酶是神经内分泌细胞分泌的产物,几乎所有类型的胰腺神经内分泌肿瘤都可出现以上两种标志物水平升高,检测的水平可提供有效的肿瘤治疗和随访信息。

3.6.1.14　生长抑素受体显像技术对胰腺神经内分泌肿瘤诊断敏感性如何?

多数胰腺神经内分泌肿瘤细胞的表面富含生长抑素受体,生长抑素受体显像技术就是用适当的放射性核素标记生长抑素类似物,此类放射性同位素标记物可与生长抑素受体特异性结合,从而进行肿瘤灶和转移灶的定位诊断及鉴别诊断。生长抑素受体显像技术诊断神经内分泌肿瘤有较好的灵敏度和特异性,同时能发现远处的转移灶,并能评价疗效、监测病情的发展,是神经内分泌肿瘤首选的检查手段。

3.6.1.15　经皮或术中细针穿刺活检技术在胰腺神经内分泌肿瘤诊断意义有哪些?

在 B 超或 CT 引导下经皮细针穿刺可于术前获得细胞学或组织学诊断,有利于治疗方案的制定。术中直视下穿刺的诊断率更高,损伤较小,对术中决定手术方式可提供重要参考依据。

3.6.1.16 胰腺神经内分泌肿瘤的手术目的有哪些?

手术切除是治疗胰腺神经内分泌肿瘤的最佳手段,也是唯一的可治愈方法。手术的基本目的有两个:一是根治肿瘤或控制其发展;二是消除肿瘤引起的内分泌紊乱症状。此外,对于存在转移或者局部进展期的胰腺神经内分泌肿瘤,手术治疗依然是重要的治疗手段,如果可以根治性切除,应首选手术治疗。对于存在转移或者局部进展期的病例,减瘤手术或者转化治疗后手术治疗也是重要的治疗手段。

3.6.1.17 胰腺神经内分泌肿瘤的生物疗法有哪些?

生物治疗是胰腺神经内分泌肿瘤的有效治疗手段。临床应用已证实生物治疗对有或无功能的胰腺神经内分泌肿瘤都具有抗肿瘤细胞增殖作用。如生长抑素及生长抑素类似物:干扰素,沙利度胺、吉非替尼等药物。

3.6.1.18 生长抑素类似物在胰腺神经内分泌肿瘤治疗中起何作用?

生长抑素类似物可以控制大多数胰腺神经内分泌肿瘤的临床症状,改善患者的生存质量。此外,生长抑素类似物可通过受体结合影响信号转导,从而发挥抗肿瘤增殖作用。

3.6.1.19 干扰素在胰腺神经内分泌肿瘤治疗中起何作用?

干扰素通过将胰腺神经内分泌肿瘤细胞周期阻滞于 S 期(DNA 合成期),抑制激素分泌,诱导细胞凋亡,从而控制症状和肿瘤生长。

3.6.1.20 胰腺神经内分泌肿瘤有哪些化疗方案?

对无法手术切除的病例可考虑全身化疗方案:(1)以替莫唑胺为基础的化疗方案,如替莫唑胺联合卡培他滨;(2)以链脲霉素为基础的化疗方案;(3)以铂类为基础的化疗方案,如顺铂联合依托泊苷。前两者主要用于分化良好而生长速度相对较快的胰腺神经内分泌肿瘤,而以铂类为基础的方案主要用于胰腺神经内分泌癌。事实上,这 3种方案仍有待证据级别较高的前瞻性随机对照研究进一步验证。

3.6.1.21　胰腺神经内分泌肿瘤可以放疗吗?

胰腺神经内分泌肿瘤总体上对放疗不敏感,相关研究极少。

3.6.1.22　胰腺神经内分泌肿瘤可以行介入治疗吗?

对胰腺神经内分泌肿瘤无法切除的肝转移灶,可以进行动脉栓塞化疗,可使相当比例的患者获得缓解,但疗效有待进一步观察。

3.6.1.23　肽受体介导的放射性同位素治疗对胰腺神经内分泌肿瘤起什么作用?

肽受体介导的放射性同位素用来治疗转移性内分泌肿瘤。利用放射性同位素标记生长抑素类似物,与胰腺神经内分泌肿瘤细胞表面富含的生长抑素受体特异性结合并内吞,核素进入肿瘤细胞释放射线杀伤肿瘤细胞。靶向治疗胰腺神经内分泌肿瘤的转移病灶。多项回顾性研究提示,在生长抑素受体表达阳性的胰腺神经内分泌肿瘤中,肿瘤对该疗法有较高的反应率,但仍需前瞻性随机对照研究来进一步佐证疗效。

3.6.1.24　胰腺神经内分泌肿瘤有哪些分子靶向药物?

目前用于胰腺神经内分泌肿瘤的靶向药物包括哺乳动物雷帕霉素靶蛋白(mammalian target of rapamycin,mTOR)、抑制剂依维莫司和酪氨酸激酶抑制剂(tyrosine kinase inhibitors,TKI)、舒尼替尼。此外,新型 TKIs 靶向药物卡博替尼,同时抑制细胞间质表皮转化因子(c-MET),可显著增强舒尼替尼治疗效果并减少肿瘤侵袭和转移。近期临床研究也表明仑伐替尼在依维莫司和舒尼替尼治疗后仍可使病人获益,因而仑伐替尼也是非常有前景的靶向药物。

3.6.1.25　胰腺神经内分泌肿瘤预后如何?

胰腺神经内分泌肿瘤的预后和组织学类型相关。高分化神经内分泌癌的预后较好,5 年生存率超过 50%;分化低的神经内分泌癌预后较差,中位生存期为 1 年左右。肿瘤组织学类型、原发灶大小、有无远处转移、是否为根治性切除也是预后的影响因素,提高早期诊断率,积极争取根治性切除肿瘤,综合治疗是改善预后的关键所在。

3.6.2 胰岛素瘤

3.6.2.1 胰岛素瘤来源于哪种细胞？

胰岛素瘤来源于胰岛 β 细胞肿瘤，占胰岛细胞肿瘤的 70%—75%。

3.6.2.2 胰岛素瘤是恶性的吗？

胰岛素瘤大多数为良性，大多数为良性肿瘤，恶性肿瘤不到 10%。

3.6.2.3 胰岛素瘤好发人群有哪些？

胰岛素瘤发病率占 1/（800—1000），我国文献报道已超过 500 例。胰岛素瘤可发生于任何年龄，但多见于青、中年，约 75% 患者发生于 20—59 岁，且男性多于女性。

3.6.2.4 胰岛素瘤为何会发作低血糖？

胰岛素瘤即为胰岛 β 细胞瘤或 β 细胞增生，会导致胰岛素的分泌机制失调而造成胰岛素分泌过多。更重要的是胰岛素的分泌缺乏正常的生理反馈调节，而不单纯是胰岛素分泌过多。在生理条件下，正常的血糖浓度是由胰岛素和胰高血糖素调节维持的。血糖浓度下降时，胰高血糖素分泌增加，胰岛素的分泌则受到抑制，当血糖降至 1.94 mmol/L，胰岛素分泌几乎完全停止。但在胰岛素瘤病人，这种正常的生理反馈机制全部丧失，瘤细胞仍持续地分泌胰岛素，因而发生低血糖。

3.6.2.5 胰岛素瘤低血糖表现特点有哪些？

胰岛素瘤低血糖典型表现称为惠普尔三联征或胰岛素瘤三联征。其特点有：（1）阵发性发作的低血糖或昏迷、精神—神经症状；低血糖症状多于每天空腹或劳动后发作。（2）发作时血糖低于 2.78 mmol/L。（3）口服或静脉注射葡萄糖后，症状立即消失。

3.6.2.6 胰岛素瘤低血糖发作时血糖一般低于多少？

发作时血糖可低于 2.78 mmol/L。

3.6.2.7　胰岛素瘤低血糖发作时怎么办?

轻度或中度低血糖可通过口服糖水、馒头等缓解;重度低血糖患者昏迷后应及时就医,由专业医生治疗,一般情况下患者会接受静脉注射或滴注葡萄糖溶液。此外,还应指导患者在日常生活中减少饮酒,改善生活习惯,预防低血糖症状反复发作。

3.6.2.8　胰岛素瘤有哪些非典型临床表现?

并非所有患者都有非常典型的症状,有的表现为慢性的低血糖症状,如性格改变、记忆力减退、步态不稳、视物不清,有时出现狂躁、幻觉、行为异常,以致被误诊为精神病。通常,胰岛素瘤患者可呈现 4 种症状:(1)交感神经兴奋的表现:该症状为低血糖引起的代偿性反应,如面色苍白、四肢发凉、心悸、冷汗、手颤抖;(2)意识障碍:长期低血糖所致脑细胞缺乏葡萄糖供能,影响脑细胞代谢,从而出现中枢神经系统症状,如嗜睡、神志恍惚,甚至昏迷等;(3)精神异常:为低血糖反复发作,大脑皮质受到进一步抑制的结果,症状多种多样,严重者有明显的精神异常症状,有时被误诊为精神病患者;(4)颞叶癫痫:发作时知觉丧失、牙关紧闭、四肢抽搐、大小便失禁。

3.6.2.9　胰岛素瘤的空腹血糖测定是什么?

禁食 12—18 小时,约 2/3 患者血糖可降至 3.3 mmol/L 以下,禁食 24—48 小时后绝大多数患者血糖在 2.78 mmol/L 以下,而胰岛素水平不下降,可确诊为胰岛素瘤。如果禁食 72 小时仍不发作,可排除胰岛素瘤。

3.6.2.10　胰岛素瘤的胰岛素测定是什么?

正常人空腹周围血胰岛素水平为 5—30 μU/ml,平均低于 24 μU/ml。本病患者不仅胰岛素水平显著升高,即使在低血糖发作时胰岛素水平仍然可高达 100—200 μU/ml。测定病人的空腹或发作时周围静脉血胰岛素水平,是确诊为胰岛素瘤的直接依据。

3.6.2.11　胰岛素瘤的空腹周围静脉胰岛素浓度与葡萄糖浓度比值是什么?

胰岛素释放指数等于血浆胰岛素浓度除以葡萄糖浓度,患者禁食 15—72 小时,再检测周围静脉血胰岛素和葡萄糖水平,并计算胰岛素和葡萄糖比值。正常人比值小于

0.3，胰岛素瘤患者大于 0.4，可在 1.0 以上。本方法比单独测定胰岛素或血糖更为准确。

3.6.2.12 胰岛素瘤的甲苯磺丁脲激发试验是什么？

甲苯磺丁脲可刺激胰岛 β 细胞释放胰岛素，产生持续 3—5 小时的低血糖。口服甲苯磺丁脲片和碳酸氢钠各两颗，且每半小时测血糖一次，持续 5 小时。正常人于服药后，1—3 小时血糖达到最低值，胰岛素瘤患者可较早出现血糖最低值，并且持续 3—5 小时血糖不回升，血浆胰岛素含量增高。甲苯磺丁脲激发试验可刺激胰岛素大量释放，诱发低血糖，对病人比较危险，需要在医生指导及监测下进行，此外需注意对甲苯磺丁脲片不敏感者可以出现假阴性，空腹时血糖低于 2.8 mmol/L 时不宜做此实验。

3.6.2.13 胰岛素瘤的胰高血糖素试验是什么？

静脉注射胰高血糖素 1 mg，每 30 分钟测血糖和血浆胰岛素水平。血糖可迅速升高，而血浆胰岛素浓度可下降，但注射高血糖素 1—1.5 小时血糖即降至正常，2 小时后显示低血糖 2.52—2.8 mmol/L，胰岛素含量升高，若血糖低于 2.52 mmol/L，血浆胰岛素大于 100 μU/ml，则可明确诊断，此试验阳性率可达 80%，故本试验对胰岛素瘤导致胰岛素过多有诊断价值，此试验比甲苯磺丁脲安全，准确性较大，正常人无低血糖表现。

3.6.2.14 胰岛素瘤患者需要做哪些影像学检查？

（1）B 超：B 超检查虽然安全，但因肿瘤体积小，定位检出率不到 50%，在手术探查时可采用术中超声检查，有助于进一步诊断。

（2）CT 检查：一般的 CT 检查只有当肿瘤直径大于 3—4 cm 且改变了胰腺的正常轮廓时才能观察到，较小的肿瘤很难发现。用 CT 检查胰岛素瘤时必须增强扫描，只有这样才可能使一些小的胰岛素瘤因明显的强化而被检出，而且能同时发现多发病变和肝转移，还能更好地了解肿瘤与胰腺、胆总管之间的关系。

（3）MRI 磁共振检查：随着磁共振检查的逐步推广，也已开始用于胰岛细胞瘤的定位诊断，其敏感度比 B 超、CT 及血管造影高，可望成为最好的非侵入检查方法。

3.6.2.15　胰岛素瘤需要与哪些疾病相鉴别?

本病应与内源性胰岛素生成或转化异常性疾病（如抗胰岛素抗体及抗胰岛素受体自身抗体的生成、非胰岛素瘤性低血糖、胰岛增生等）、糖的摄入不足或利用和丢失过多性疾病（如慢性酒精中毒和营养不良等）、药物性因素引起的低血糖等进行鉴别。此外，本症也常易误诊为癫痫、癔病、精神分裂症等。

3.6.2.16　为何胰岛素瘤需及早手术?

胰岛素瘤一旦确诊，均应尽早手术治疗，切除肿瘤。因为长期反复的低血糖发作，影响脑组织代谢，造成大脑不可逆的损害。

3.6.2.17　胰岛素瘤术后的注意事项有哪些?

需要注意以下事项：（1）术后会出现血糖的变化，所以应注意观察患者血糖、尿糖的水平。如果血糖过高，应及时进行对症治疗：血糖一般可在 15—20 天下降。（2）术后常见并发症有胰瘘、假性胰腺囊肿、术后胰腺炎、膈下感染等。此外，术后还应监测血常规的变化，因为患者术后可能存在出血的风险，可以通过监测红细胞和血红蛋白来确定。（3）术后疾病的复发率一般较低，但少数也会出现永久性的复发，因此还需要定期复查。（4）手术后，注意饮食控制，根据血糖水平进一步调整食物中的热量，还要注意补充一些优质蛋白，并要少吃脂肪含量高的食物；注意多休息，避免过度劳累，保持良好的心态和情绪。

3.6.2.18　非手术治疗适用于哪些胰岛素瘤患者?

对于手术无法找到的隐匿性胰岛素瘤或无法手术切除的恶性胰岛素瘤，需采取内科药物治疗。

3.6.2.19　胰岛素瘤有哪些药物治疗?

常用药物有：（1）二氮嗪：可以抑制胰腺 β 细胞分泌胰岛素，抑制磷酸二酯酶，促进儿茶酚胺释放，使血糖升高，故可作升糖药。（2）生长抑素类似物奥曲肽：也可以抑制肿瘤分泌胰岛素。（3）链佐星：此药通过抑制脱氧核糖核酸合成，从而抑制肿瘤的生长；此药还对胰腺 β 细胞有选择性损害，对转移性胰岛细胞癌也有较好疗效。

（4）氟尿嘧啶：能使核酸产生变异，阻挠核酸的生物合成，从而抑制肿瘤的生长。有报道，链佐星与氟尿嘧啶联合应用效果比单药好。

3.6.2.20　胰岛素瘤的预后如何？

胰岛素瘤被切除后效果良好。如诊断反复延误、长期低血糖症引起脑细胞损害，则不易完全恢复。外科手术治疗胰岛素瘤效果令人满意，国外文献报道80%—90%病人术后低血糖症状消失，而国内有学者报道为95%的病人术后低血糖症状消失。术后复发的原因可能有切除不彻底、胰岛细胞增生或又发生新的肿瘤，一般复发率较低。胰岛素癌预后不佳。

3.6.3　胰高血糖素瘤

3.6.3.1　胰高血糖素瘤来源于哪种细胞？

胰高血糖素瘤来源于胰岛 A（α）细胞，是胰岛细胞的一种，能分泌胰高血糖素。

3.6.3.2　胰高血糖素瘤主要分泌哪种激素？

胰高血糖素瘤主要分泌胰高血糖素，正常人血浆中胰高血糖素水平为 50—100 pg/ml。在胰高血糖素瘤病人中，血浆胰高血糖素基础水平常有明显升高，往往在 1 000 pg/ml 以上。过多胰高血糖素可导致人体分解代谢作用增加。

3.6.3.3　胰高血糖素瘤好发人群有哪些？

发病年龄为 18—84 岁，平均年龄为 52 岁，男女之比为 1∶2/1∶3，其中女性患者多为绝经期妇女。

3.6.3.4　胰高血糖素瘤有遗传倾向吗？

研究表明，胰高血糖素瘤与多发性内分泌肿瘤Ⅰ型综合征可能有一定相关性，运用放射免疫分析技术检查发现，胰高血糖素与其他血清蛋白质具有很高的交叉反应率。引起这场生化反应的原因，是患者血中含有不同样类的 IgG 胰高血糖素瘤与多发性内分泌肿瘤Ⅰ型综合征可能有一定的相关性，故对患者及其家庭成员，都应检查是否存在其他内分泌疾病。

3.6.3.5　胰高血糖素瘤的皮炎表现有哪些?

胰高血糖素瘤皮炎的表现具有一定特点,为表皮坏死溶解性移行性红斑,约 68%患者出现这种皮炎。开始时主要表现为区域性红斑,也可表现为脱屑性红色斑丘疹,常呈环形或弧形,可为大疱、糜烂结痂;由于易被细菌及酵母菌所感染,也会出现坏死溶解性大疱状斑疹。这些皮损一般在 2—3 周内愈合,愈合处有色素沉着。病变可从一个部位移向另一个部位。其红斑可发生于全身各部位,但以躯干、臀部、大腿、手臂和面部等处多见。取病变周围组织做活组织病理检查,在表皮角质层和生发层之间的棘细胞层可见海绵层水肿和坏死的特征性表现。

3.6.3.6　胰高血糖素瘤引发的糖尿病程度严重吗?

由本病引起的糖尿病程度都很轻,为非胰岛素依赖型,往往经饮食节制或口服药物即可得到控制;很少需要用胰岛素治疗,也不会发生与糖尿病相关的并发症。

3.6.3.7　胰高血糖素瘤伴发糖尿病的机制是什么?

胰高血糖素可以激活肝脏磷酸化酶,促进肝糖原分解成葡萄糖;它还有促进糖原异生的作用。肝糖原的异生作用及肝糖原分解作用致血糖升高,糖耐量降低。

3.6.3.8　胰高血糖素瘤伴发糖尿病的发生率高吗?

胰高血糖素瘤最常见的临床表现是一定程度的糖尿病,95%以上的病人都有糖尿病症状,程度一般比较轻。

3.6.3.9　胰高血糖素瘤伴发糖尿病需要使用胰岛素吗?

大多数有糖尿病症状的病人多为非胰岛素依赖型,症状多较轻,往往经饮食节制或口服药物即可得到控制;偶尔病情较重者,需要大剂量胰岛素注射才能控制。

3.6.3.10　胰高血糖素瘤为何会伴发贫血?

约 85%患者有贫血,属于正色素性和正细胞性的贫血。贫血的原因仍不明确,患者的血清铁、维生素 B12 和叶酸的水平均在正常范围,但有实验表明胰高血糖素能抑制红细胞生成素的活性。

3.6.3.11 胰高血糖素瘤为何伴发体重减轻?

患者出现体重减轻，其发生机制与肿瘤的消耗及胰高血糖素分解代谢营养物质增强，从而造成营养不良有关。此外，有一半的患者合并腹泻症状，也是体重减轻的原因之一。

3.6.3.12 胰高血糖素瘤伴发血栓栓塞部位多见于哪里?

1/5—1/3 的病例发生无凝血异常的血管栓塞，常见的为深静脉血栓形成和肺栓塞，常伴有致命性危险。目前发生血栓栓塞的原因尚不清楚。

3.6.3.13 胰高血糖素瘤为何会伴发腹泻?

约一半患者可合并有腹泻症状，可能与胰高血糖素瘤分泌过多其他肽类物质，其中某些肽类可以引起小肠高功能状态相关，从而导致腹泻。

3.6.3.14 胰高血糖素瘤血生化检查常见到哪些指标异常?

正细胞正色素性贫血、低氨基酸血症、血糖升高或葡萄糖耐量下降、血沉增快等。

3.6.3.15 胰高血糖素瘤患者胰高血糖素值水平是多少?

正常人血浆胰高血糖素值为 50—100 pg/ml，胰高血糖素瘤患者可升高十倍以上，常在 1 000 pg/ml 以上；其他原因如肾功能衰竭、肝硬化或肝功能衰竭等也可导致高胰高血糖素血症，但其血浆胰高血糖素值均不超过 500 pg/ml。

3.6.3.16 促胰液激发试验是什么?

对于难以确定诊断的病例，可使用胰腺 A 细胞促分泌剂，如精氨酸、丙氨酸。注射后血浆胰高血糖素增高，但此种反应也见于原发性或继发性的胰岛 A 细胞增生，故此试验并非胰高血糖素瘤的特异性诊断方法。

3.6.3.17 外源性胰高血糖素的反应试验是什么?

正常人在静脉注射 0.25—0.5 mg 胰高血糖素后，血浆胰岛素及血糖浓度明显升高；而胰高血糖素瘤患者则无此种反应，因长期血浆中内源性胰高血糖素增高，故对外源性胰高血糖素不敏感，因此注药后血糖浓度的反应迟钝。

3.6.3.18 胰高血糖素瘤患者可以做哪些影像学检查？

B 超检查无创伤、无痛苦，且较经济。CT 检查可诊断胰的原发病灶及肝有无转移病灶。由于约 92％的胰高血糖素瘤是高度血管化的肿瘤，故对 B 超和 CT 检查未能发现肿瘤灶的患者，可选择腹腔动脉和胰动脉血管造影，对胰岛细胞瘤诊断率可达 70％以上。

3.6.3.19 胰高血糖素瘤首选的治疗方法是什么？

外科手术是目前治疗本病的首选方法，确定诊断后应及时采用手术治疗，切除肿瘤，有怀疑者也应手术探查。肿瘤切除后症状可迅速改善，皮肤病变常于术后第 2 天显著好转，2 周后可全面消失；较重的皮肤病变，如融合性大疱也于术后 3 周可恢复正常。血浆氨基酸水平升高，糖尿病或糖耐量减低也得以痊愈。对于瘤体很大或恶性有转移的患者，亦应切除。因为胰高血糖素瘤增长很慢，即使癌瘤已经转移，术后生存时间仍可达 10 年。

3.6.3.20 胰高血糖素瘤药物治疗有哪些？

链佐星的效果较好，有效率为 33％，和多柔比星或 5 氟尿嘧啶联合应用，有可能提高疗效。据报道，奥曲肽也能明显降低血中胰高血糖素水平，缓解患者的症状，对皮肤损害也有显著的治疗作用，但奥曲肽对肿瘤生长似乎并无抑制作用。

3.6.4 血管活性肠肽瘤

3.6.4.1 血管活性肠肽瘤来源于哪种细胞？

血管活性肠肽瘤是胰岛 D1 细胞的良性或恶性肿瘤。肿瘤位于胰腺者占 84％，其余为神经节细胞瘤、神经母细胞瘤和神经节母细胞瘤等。

3.6.4.2 血管活性肠肽瘤主要分泌哪种激素？

D1 细胞可以分泌大量血管活性肠肽，血管活性肠肽具有松弛小肠平滑肌、刺激小肠分泌和抑制胃酸分泌等多种生理功能。

3.6.4.3 血管活性肠肽瘤的病因是什么？

本病主要是由血管活性肠肽分泌过多所致。正常情况下血管活性肠肽进入外周循环前已被灭活，故外周血浆水平极低。过多的血管活性肠肽使大肠、小肠黏膜水和电解质分泌显著增加，超过结肠的重吸收能力，致使大量水泻及钾和碳酸氢盐丢失。此外还明显抑制胃酸分泌，并导致低胃酸或无胃酸；血管活性肠肽的分子结构与胰高血糖素很相似，因此可能发生胰高血糖素样效应，出现葡萄糖耐量减低，血糖升高。

3.6.4.4 血管活性肠肽瘤发病率高吗？

血管活性肠肽瘤是一种罕见的内分泌肿瘤，年发病率为 1/1 000 万。

3.6.4.5 血管活性肠肽瘤发病人群有哪些？

本病罕见，女性患者多于男性，中年人居多。

3.6.4.6 血管活性肠肽瘤的腹泻特点有哪些？

本病最突出的症状就是大量的分泌性腹泻，似霍乱样水泻。便次很多，有 70% 的病人每日排水样便量 3—10 L，外观为淡茶水色，即使在空腹状态下腹泻仍然存在。患者因严重脱水、代谢性酸中毒、衰竭而出现嗜睡或精神失常。

3.6.4.7 血管活性肠肽瘤常伴发哪些电解质紊乱？

（1）低钾血症：因大量水泻使钾离子严重丢失，其血钾平均为 2.2 mmol/L。由于严重低钾血症，患者可有肌无力、嗜睡、恶心、呕吐、腹部胀气等不适，进而导致心律失常、肾损害等。

（2）高钙血症、低磷血症：有约 60% 的病人会出现低磷血症，50% 的病人有高钙血症，出现钙、磷代谢障碍的机理尚未完全阐明，推测与胰岛肿瘤本身分泌甲状旁腺样激素增多有关。

（3）低镁血症：由于严重腹泻，使大量镁离子从大便中丢失，低镁血症常可伴低钾低钙，表现为神经肌肉兴奋性增高，出现肌肉震颤、抽搐等。但如合并高钙血症，则不易引起抽搐。

3.6.4.8　血管活性肠肽瘤的血浆血管活性肠肽水平是多少?

血浆血管活性肠肽测定是确定本病的决定性条件,血管活性肠肽正常值为 0—170 pg/ml,当>200 pg/ml 时对本病诊断有重要意义。绝大多数患者血管活性肠肽浓度明显增高,据报道,本病患者血管活性肠肽平均值为 956 ng/L,亦有高达 2 400 pg/ml 者。

3.6.4.9　血管活性肠肽瘤患者粪便检查特点有哪些?

(1) 每日排便量>1 L,禁食 48—72 小时后每日大便量仍>500 ml;(2) 大便呈水样,无脓血,pH 值偏碱性或中性;(3) 大便内含有大量 K^+、Na^+、HCO_3^- 等电解质,渗透压与血浆相似。

3.6.4.10　血管活性肠肽瘤患者可以做哪些影像学检查?

因大部分血管活性肠肽肿瘤体积>3 cm,故有相当的敏感性,腹部 B 超、CT、MRI 可首选。此外,选择性胰动脉造影可显示血管丰富的肿瘤组织,增加定位检查的准确性和诊断率,但也可有假阴性或假阳性,难以区分胰岛肿瘤的具体类型。

3.6.4.11　血管活性肠肽瘤患者大量腹泻该如何补液?

应补充大量等渗液体、钾盐及纠正酸中毒。5%葡萄糖液、生理盐水、1.4%碳酸氢钠溶液按照 3:2:1 比例输入补充,输入量根据排出量而定。每日输注氯化钾 6—10 g。根据症状改善情况及血钾浓度,逐渐减少补液和氯化钾剂量。

3.6.4.12　奥曲肽对血管活性肠肽瘤起什么作用?

奥曲肽为人工合成的生长抑素八肽,主要用于减少过量的肠肽分泌。据报道,奥曲肽可使 83%血管活性肠肽瘤患者腹泻症状改善,89%患者血浆血管活性肠肽降至正常,效果可持续半年。

3.6.4.13　血管活性肠肽瘤可以行手术治疗吗?

无论源于胰内或胰外的血管活性肠肽瘤,手术切除是唯一治疗办法,直接有效降低血管中的活性肠肽含量,有效缓解症状。手术可行胰十二指肠切除术或胰腺远端局部切除术,不论何种手术,应尽量将原发灶及继发灶切除。

3.6.4.14　血管活性肠肽瘤需要化疗吗?

对手术难以完全切除的肿瘤,应考虑化疗。单用链佐星或与氟尿嘧啶、氯佐霉素、多柔比星联合应用,对50%—70%肿瘤有较好的疗效。而对有肝转移患者,可进行肝动脉灌注化疗。

3.6.5　生长抑素瘤

3.6.5.1　生长抑素瘤来源于哪种细胞?

生长抑素瘤是来源于胰岛D细胞的肿瘤。其中位于胰头部者占75%,位于体、尾部者占20%,另外5%可广泛分布于整个胰腺实质。此外,生长抑素瘤也可来源于胰腺外的器官,如十二指肠、乏特氏壶腹、小肠等。

3.6.5.2　生长抑素瘤主要分泌哪种激素?

生长抑素瘤可以释放大量生长抑素,是一种多肽激素,由14个氨基酸组成,于1968年首先从大鼠的下丘脑中被分离出来,因能抑制生长激素的释放,故被命名为生长激素释放抑制因子。现在发现生长抑素还可以抑制胰岛素、胆囊收缩素和胰液的分泌。

3.6.5.3　生长抑素瘤的病因是什么?

肿瘤分泌大量生长抑素,它不仅抑制胰腺的内、外分泌(如胰岛素、胰高血糖素及胃泌素等),还能抑制肠蠕动及胆囊收缩。生长抑素对胰岛素和胰高血糖素的共同抑制可导致糖尿病,生长抑素直接或通过抑制胆囊收缩素的释放,导致胆囊收缩功能降低,胆汁积存,生成胆石。

3.6.5.4　生长抑素瘤是恶性的吗?

大多数生长抑素瘤为恶性肿瘤,其中3/4的病人在诊断时已有转移,常见的转移部位有肝脏、胰腺周围淋巴结和骨髓等。

3.6.5.5　生长抑素瘤发病率高吗?

生长抑素瘤是罕见的功能性内分泌肿瘤之一,迄今国外资料还不到 50 例,国内文献报道亦罕见。

3.6.5.6　生长抑素瘤好发人群有哪些?

本病的发病年龄为 26—84 岁,平均年龄为 51 岁。男、女患者几乎均等。

3.6.5.7　生长抑素瘤发生部位有哪些?

生长抑素瘤主要发生在胰腺和消化道,约 68% 的生长抑素瘤起源于胰腺,其中位于胰头部者占 75%,位于体、尾部者占 20%,另外 5% 可广泛分布于整个胰腺实质;胰腺外如壶腹周围区域占 3%,十二指肠占 19%,小肠占 3%,少数病例可发生于直肠。

3.6.5.8　生长抑素瘤伴发糖尿病特点有哪些?

一半以上的胰腺内生长抑素瘤可出现空腹血糖或口服葡萄糖耐量测试异常。此外,生长抑素也可抑制胰高糖素的释放,1/5 的患者可出现低血糖发作。

3.6.5.9　生长抑素瘤伴发糖尿病原因是什么?

由于生长抑素抑制了胰岛素的释放,以及正常有功能的胰腺组织可能被生长抑素瘤所替代,导致血糖升高。

3.6.5.10　生长抑素瘤会伴发胆囊结石吗?

胆石症是生长抑素瘤常见的合并症之一,生长抑素直接或通过抑制胆囊收缩素的释放,导致胆囊收缩功能降低,胆汁淤积,生成胆石。

3.6.5.11　生长抑素瘤为何会导致消化不良、脂肪泻?

有 1/4 的病人有腹泻表现,其原因是由于对糖、脂肪和氨基酸的吸收障碍导致粪便中的渗透压增高。生长激素释放生长抑素瘤病人发生脂肪泻者约占 1/5,由于病人胰腺的外分泌功能下降,引起脂肪的消化、吸收不良,因而发病。

3.6.5.12　生长抑素瘤确诊方法是什么?

根据临床表现、实验室检查、超声、CT 及血管造影等检查,可帮助作出诊断。确诊需要测定血生长抑素含量(正常值为 17—81 mg/L)。若出现假阴性,可以采用甲苯磺丁脲激发试验。

3.6.5.13　生长抑素瘤治疗方法有哪些?

肿瘤多为单发,又多为恶性,故一旦诊断明确应立即手术切除,但本病有很高的转移率,故手术切除率并不高。肿瘤晚期无手术条件者可采用内科综合的治疗措施,可考虑予以链佐星、氟尿嘧啶和多柔比星等药物治疗。

3.6.6　胰多肽瘤

3.6.6.1　胰多肽瘤来源于哪种细胞?

胰多肽瘤是一种消化道内分泌肿瘤,主要发生在胰腺内分泌细胞中含有胰多肽的细胞。多发生于胰头部,大部分为恶性肿瘤。

3.6.6.2　胰多肽瘤主要分泌哪种激素?

主要分泌胰多肽,该激素是由 36 个氨基酸组成的直链多肽激素。可以抑制胆囊收缩素和胰酶的排放,抑制胆汁向十二指肠的排放;抑制餐后胰液和胆汁分泌;抑制五肽胃泌素引起的胃酸分泌;增加食管下括约肌的压力,抑制胃体部肌电活动。

3.6.6.3　胰多肽瘤患者体内胃肠激素水平特点有哪些?

患者血液中和肿瘤组织内胰多肽的含量较高,可达 196.5 $\mu g/g$ 湿组织,而其他胃肠激素含量甚微或阴性。

3.6.6.4　胰多肽瘤发病率高吗?

临床上相当罕见,目前全世界仅报道数十例。

3.6.6.5　胰多肽瘤好发人群有哪些?

平均发病年龄 51 岁,男女比例相等。

3.6.6.6　胰多肽瘤发生部位有哪些?

胰多肽瘤多数位于胰腺,其中胰头部较多见,胰体尾较少,少数肿瘤分布在胰外器官,如胃、十二指肠、肝脏和胸腔等。

3.6.6.7　胰多肽瘤是恶性的吗?

本病多为恶性肿瘤,少数为良性肿瘤或胰多肽细胞增生。

3.6.6.8　胰多肽瘤的 WDHA 样症状群是什么?

血管活性肠肽瘤由于 D1 细胞分泌大量血管活性肠肽而引起严重水泻、低钾血症、胃酸缺乏或胃酸过少,故又称为 WDHA 或 WDHH 综合征(watery diarrhea,hypokalemia, achlorhydria or hypochlorhydria syndrome,WDHA/WDHH 综合征)。约 1/3 胰多肽瘤患者也可有此表现,出现水样腹泻、低血钾和低胃酸综合征样表现。然而,这些患者的血浆和肿瘤组织中血管活性肠肽的含量是正常的。

3.6.6.9　WDHA 样症状群还可见于哪些肿瘤?

当患者存在 WDHA 症状群时,除应当考虑胰血管活性肽瘤外,还应当考虑胰多肽瘤,通过对血清和瘤组织胰多肽和血管活性肠肽的测定,血中胰多肽升高 1 000 多倍,而血管活性肠肽不高,因此认为胰多肽瘤亦可引起水泻及脂泻等表现。

3.6.6.10　胰多肽瘤的非特异性临床表现有哪些?

由于肿瘤的压迫、浸润和转移,患者常出现腹痛、腹部肿块、肝大、黄疸、腹水、体重减轻、皮肤红斑、便血等。便血可能与肿瘤侵犯十二指肠壁或压迫脾静脉、门静脉血栓致静脉曲张有关。

3.6.6.11　胰多肽瘤是单独出现的疾病吗?

胰多肽瘤有时并不单独出现,而是作为多发性内分泌肿瘤Ⅰ型的一部分而出现。临床上约 28% 患者属于这种情况。

3.6.6.12　阿托品试验在胰多肽瘤的诊断意义如何？

胰多肽显著增高有助于本病的诊断。然而，据统计，除了胃肠与胰内分泌肿瘤的患者血浆胰多肽浓度可高达 1 000 pg/ml 以上外，肾功能衰竭患者的胰多肽浓度也可显著提高，因此还需进一步进行鉴别。可采用阿托品进行鉴别，阿托品可以抑制正常人的胰多肽分泌，而胰多肽瘤患者则不受其影响。

3.6.6.13　胰多肽瘤可以做哪些影像学检查？

胰多肽瘤多数供血丰富，因此可借助腹部 B 超、CT、磁共振，以及选择性腹腔动脉造影等检查来帮助判断肿瘤的部位、数目和转移病灶情况，为定位诊断，有助于确诊。术中超声检查可帮助发现瘤体小而位置深的隐匿性病灶。

3.6.6.14　生长抑素受体闪烁扫描对胰多肽瘤患者的检查意义是什么？

许多内分泌肿瘤具有高密度的生长抑素受体表达，故可用同位素标记的合成生长抑素同类物来结合这些受体，从而发现病灶部位。根据这一原理设计的生长抑素受体闪烁扫描技术可以用于常规影像学检查不能明确定位的胰多肽浓度升高的患者。

3.6.6.15　胰多肽瘤需要行手术治疗吗？

外科手术是首选治疗方法，应尽早手术切除肿瘤。即使发生转移，手术切除转移灶，仍可使症状缓解，生化指标恢复正常。常用手术方式有：（1）肿瘤剔除术。适用于位于胰体、尾部的孤立浅表性病灶。（2）位置深或多发者，则行胰体、尾部切除术。（3）胰十二指肠切除术。胰头部肿瘤，如较小，可行局部肿瘤剔除术；瘤体较大者，则应行胰十二指肠切除术。（4）肿瘤减容术。对于病程较晚或已有转移的患者，可行姑息性减瘤术，以达到缓解症状、延长生命的作用。

3.6.6.16　胰多肽瘤的药物治疗有哪些？

对于难以手术或难以彻底切除的晚期肿瘤患者可行化疗，化疗方案以链佐星搭配多柔比星为首选，链佐星与 5 - FU 合用时疗效也可提高。化学疗法可使症状缓解或部分缓解，血清胰多肽下降甚至恢复正常。此外，生长抑素能广泛地抑制功能性内分泌肿瘤分泌胰多肽，适用于大部分胰多肽瘤患者，用药后可有短暂的恶心、面色发红、腹痛、腹泻和轻微的血糖变化。围产期妇女禁用。

3.6.7　无功能性胰岛细胞瘤

3.6.7.1　无功能性胰岛细胞瘤来源于哪种细胞?

无功能性胰岛细胞瘤为来源于胰岛内分泌细胞的无临床特异性内分泌表现的肿瘤，无功能性胰岛细胞瘤发生机制未明，因其主要向胰外突出生长，故与胰腺组织界限分明，可能起源于胰腺的孤立胰岛细胞。

3.6.7.2　无功能性胰岛细胞瘤发病率高吗?

临床少见，其发病率<1/10 万。

3.6.7.3　无功能性胰岛细胞瘤发病人群有哪些?

国外患者平均年龄超过 50 岁，以男性居多;我国有研究显示患者以年轻女性居多。

3.6.7.4　无功能性胰岛细胞瘤占胰岛内分泌肿瘤多少比重?

该肿瘤仅占胰岛内分泌肿瘤的 15%—20%。

3.6.7.5　无功能性胰岛细胞瘤是恶性的吗?

其恶性可能性较有功能者为大。国外报道认为无功能性胰岛素瘤大多为恶性（约 90%），而国内报道恶性率较低（约 30%）。目前认为无功能性胰岛素细胞瘤具有恶性肿瘤的一般特性，无论有无转移病灶，若肿瘤细胞异性、核分裂象和肿瘤侵犯被膜、血管及神经即应诊断为恶性。

3.6.7.6　无功能性胰岛细胞瘤发生部位有哪些?

该肿瘤可以在胰腺各部位。据统计，在胰头、钩突部为 38.6%，胰体部为 26.5%，胰尾部为 27.8%;另外，尚有全胰腺者为 1.8%，异位者为 5.4%。

3.6.7.7 无功能性胰岛细胞瘤无分泌功能吗?

无功能性胰岛细胞瘤并非无分泌功能,许多无功能性胰岛细胞瘤组织能分泌多种激素,包括嗜铬粒蛋白 A、神经元特异性烯醇化酶、胰多肽、生长抑素、胰高血糖素等。

3.6.7.8 为什么被称为无功能性胰岛细胞瘤?

无功能性胰岛细胞瘤分泌的物质不引起明显的临床表现或分泌的激素过少,不足以引起明显的临床表现和体征;或由于肿瘤细胞功能缺陷,合成的激素不能释放;或者肿瘤细胞只能合成激素原而不能进行进一步的加工修饰。

3.6.7.9 无功能性胰岛细胞瘤为何早期不易发现?

无功能性胰岛细胞瘤起病往往比较隐匿,一般生长缓慢,且缺乏过多的激素分泌所引起的临床综合征症状,在病变早期或肿瘤较小时不易发现。

3.6.7.10 无功能性胰岛细胞瘤常见临床表现有哪些?

腹腔肿块为其最常见的临床表现。肿瘤增大之后对胰胆管、胃十二指肠和门静脉系统产生压迫症状,如恶心、呕吐、黄疸、饭后饱胀不适,中上腹部疼痛,可以向腰背部放射等,偶有出现肿瘤破裂导致腹腔内出血。

3.6.7.11 无功能性胰岛细胞瘤可以做哪些影像学检查?

B 超、CT、MRI、ERCP 等均是可以选择的影像学检查。B 超可显示肿块有完整包膜,界限清楚,呈均匀的低回声或回声不均匀伴中间有液性回声。CT 对该肿瘤的定位诊断敏感性达 94.1%,平扫多为低密度影,增强扫描肿块内或周边可见强化。MRI便于明确肿块的周围关系,评估肿瘤侵犯血管和转移等情况,有助于定性诊断。ERCP检查可以发现胰管受压、移位、扩张等征象,有助于本病的诊断并指导选择合理的术式。

3.6.7.12 无功能性胰岛细胞瘤首选治疗方法是什么?

手术切除是良性无功能性胰岛细胞瘤的首选治疗方法。良性的无功能性胰岛细胞瘤有向外生长的特点，肿瘤包膜完整，与正常胰腺组织有明显的分界，因此手术方式取决于肿瘤的位置。对于恶性的无功能性胰岛细胞瘤，手术指征和手术方式则与胰腺癌相同。

3.6.7.13　无功能性胰岛细胞瘤预后如何？

无功能性胰岛细胞瘤恶性程度相对较低，预后相对良好，良性患者生存时间可达20 年以上，恶性患者生存期也可超过 4 年，对无转移病灶的患者行原发病灶切除后 5 年生存率很高。恶性无功能性胰岛细胞瘤的远期疗效和预后远远好于胰腺外分泌肿瘤。

3.6.8　胰腺小细胞癌

3.6.8.1　什么叫胰腺小细胞癌？

原发性胰腺小细胞癌又称低分化内分泌癌，高度恶性，是胰腺神经内分泌癌的一种，约占胰腺癌的 1%—3%。

3.6.8.2　胰腺小细胞癌恶性程度高吗？

高度恶性，预后差，早期就易发生转移。

3.6.8.3　胰腺小细胞癌来源于哪种细胞？

目前，对其组织来源及发生机制尚未明确。目前倾向于多能干细胞学说，即具有多极分化能力的胰腺导管细胞在致癌因素作用下既可转变为小细胞癌，也可转变为腺癌。

3.6.8.4　胰腺小细胞癌发病人群有哪些？

原发性胰腺小细胞癌好发于中、老年男性。

3.6.8.5　胰腺小细胞癌好发部位有哪些？

病灶多为单发，可发生于胰腺各个部位，以胰头部多见。

3.6.8.6　胰腺小细胞癌的 CT 特点有哪些？

CT 征象包括：（1）平扫时肿瘤密度比较均匀，亦可发生囊变坏死；（2）肿瘤强化程度高于胰腺导管腺癌；（3）CT 显示血供丰富，可与胰腺癌鉴别，此外，发生肝转移的概率相对较高。

3.6.8.7　胰腺小细胞癌的肿瘤标志物有哪些？

神经内分泌肿瘤标记物突触素、嗜铬粒蛋白 A 及神经元特异性烯醇化酶阳性率较高，而糖类抗原 19－9、癌胚抗原等多为阴性。值得注意的是，原发性胰腺小细胞癌发生率低，故确诊该病首先须排除其他部位小细胞癌的转移灶。

3.6.8.8　胰腺小细胞癌治疗方法有哪些？

胰腺小细胞癌的组织学表现、基因改变和高度侵袭性的生物学特点均与小细胞肺癌相似，故强调了化疗在胰腺小细胞癌治疗中的地位。部分学者认为，手术切除病灶可延长患者的生存时间。另一部分学者则认为，即使局限期患者也可能存在微小转移，手术可导致癌细胞扩散，加速肿瘤进展。因此，强调以化疗为基础的综合治疗。

3.6.8.9　胰腺小细胞癌需要化疗吗？

胰腺小细胞癌对化疗高度敏感，因而化疗已经成为一种主要治疗手段。

3.6.8.10　胰腺小细胞癌常用的化疗方案有哪些？

化疗周期一般为 4—6 个周期。目前常用的化疗方案以铂类和吉西他滨为主。

3.6.8.11　胰腺小细胞癌预后如何？

胰腺小细胞癌恶性程度较高，病情发展快，早期易发生转移，预后差，生存期一般不超过 2 个月。

3.7

肾上腺神经内分泌肿瘤

3.7.1　认识肾上腺神经内分泌肿瘤

3.7.1.1　什么是肾上腺?

肾上腺是人体相当重要的内分泌器官, 位于两侧肾脏的上方, 故名肾上腺。肾上腺左右各一, 位于肾的上方, 共同为肾筋膜和脂肪组织所包裹。左肾上腺呈半月形, 右肾上腺为三角形。腺体分肾上腺皮质和肾上腺髓质两部分, 周围部分是皮质, 内部是髓质。两者在发生、结构与功能上均不相同, 实际上是两种内分泌腺。肾上腺皮质分泌的是类固醇类激素, 包括皮质醇、醛固酮和雄性类固醇激素等; 肾上腺髓质主要分泌肾上腺素、去甲肾上腺素和少量多巴胺。

3.7.1.2　肾上腺神经内分泌肿瘤的分类有哪些?

肾上腺神经内分泌肿瘤包括嗜铬细胞瘤、原发性醛固酮增多症、肾上腺皮质癌、无功能性肾上腺肿瘤。

3.7.2　嗜铬细胞瘤

3.7.2.1　什么是嗜铬细胞瘤?

嗜铬细胞瘤是起源于肾上腺外的交感神经链并具有激素分泌功能的神经内分泌肿瘤, 可以自主合成、分泌和分解代谢儿茶酚胺, 引起患者血压升高和代谢性改变等一系列临床症状, 并造成心、脑、肾、血管等严重并发症甚至成为患者死亡的主要原因。根据肿瘤是来自交感神经或副交感神经, 将副神经节瘤分为副交感神经副神经节瘤(包括化学感受器瘤、颈动脉体瘤等)及交感神经副神经节瘤(包括腹膜后、盆腔及纵隔后的副神经节瘤)。

3.7.2.2　嗜铬细胞瘤是恶性肿瘤吗?

嗜铬细胞瘤多为良性,10%可以恶变,多见于女性,发生于肾上腺外。恶性嗜铬细胞瘤生长迅速,可转移至肾上腺周围脏器、淋巴结、肝、肺、骨等处,预后较差。

3.7.2.3　嗜铬细胞瘤会遗传吗?

嗜铬细胞瘤多是孤立的,累及单一肾上腺,但家族型嗜铬细胞瘤则与遗传有关,常是多发的或累及双侧肾上腺,而且复发率高。研究认为 RET、VHL、NF1、SDHD、SDHB 基因的突变可能促进了家族型嗜铬细胞瘤的发生发展。

3.7.2.4　嗜铬细胞瘤的病因是什么?

嗜铬细胞瘤的病因尚不明确,肾上腺外的嗜铬细胞在胚胎时期发育成熟。出生后,肾上腺髓质的嗜铬细胞渐渐发育成熟,肾上腺外的嗜铬细胞逐渐退化并消失。在多种因素的作用下,神经外胚层细胞可能发生质变,从而发展为肿瘤。研究认为约50%患者存在相关基因的突变。

3.7.2.5　嗜铬细胞瘤常见的临床表现有哪些?

嗜铬细胞瘤的临床表现受大小、肿瘤分泌的胺和多肽类物质的分泌方式、分泌的量及比例不同,临床表现多种多样,其中高血压和代谢亢进最为常见。不同部位所出现的反应也有所不同,具体如下:(1)心血管系统:高血压、低血压、心悸、休克、心律失常等表现。(2)代谢紊乱:基础代谢增加,可能会出现消瘦;部分患者会出现血糖升高、糖耐量减低的表现;少数患者可出现低钾血症、高钙血症。(3)消化系统:可有恶心呕吐、腹痛、便秘、肠梗阻、胆石症等表现。(4)泌尿系统:常有血尿、蛋白尿、肾功能衰竭等表现。(5)血液系统:可能有发热的表现,周围血中白细胞增多,有时红细胞也可增多。

3.7.2.6　嗜铬细胞瘤引起的高血压有什么特点?

嗜铬细胞瘤引起的高血压分为阵发性高血压和持续性高血压两型。

(1)阵发性高血压型:为特征性表现。反复发作的一过性血压增高,可持续数分钟、数小时,甚至数天,发作频繁者一日数次,少者数月一次,其典型表现是血压突然升高，收缩压甚至可达 200 —300 mmHg，舒张压亦明显升高，可达 130 —180 mmHg，伴面红、剧烈头痛、全身大汗、心悸、乏力、疼痛、焦虑、呕吐、视物模糊、恐惧或有濒死感，严重者可致心脑血管意外。发作终止后，部分患者可出现面颊部及皮肤潮红、全身发热、流涎、瞳孔缩小等迷走神经兴奋症状，并伴有尿量增多。

（2）持续性高血压型：部分高血压患者对常用降压药效果不佳，但对 α 受体拮抗剂、钙通道阻滞剂有效；其伴有多汗、心动过速、低热、体重减轻、头痛、焦虑、烦躁，伴直立性低血压或血压波动大。这些高血压患者常常与嗜铬细胞瘤有关。同时有患者会发生直立性低血压，其原因可能为循环血容量不足，以及维持站立位血压的反射性血管张力下降。

3.7.2.7　嗜铬细胞瘤会引起低血压吗？

嗜铬细胞瘤可以引起低血压发生。临床嗜铬细胞瘤患者常表现为持续性高血压，也可以出现高血压同时伴有体位性低血压及头痛、心悸、多汗，严重者甚至休克。其原因可能有：长期儿茶酚胺水平增高而使血管收缩，组织缺氧、微血管通透性增加，血浆外溢，血容量减少；儿茶酚胺引起严重心律失常或心力衰竭，致心排血量锐减；肿瘤分泌肠肽、肾上腺髓质等多种血管扩张物质；自主神经功能受损致外周血管收缩障碍等。

3.7.2.8　通过哪些检查可以诊断嗜铬细胞瘤？

（1）血、尿儿茶酚胺及其代谢物测定：持续性高血压型患者尿儿茶酚胺常在正常高限的 2 倍以上。24 小时尿内儿茶酚胺一般升高 2 倍以上即有意义。（2）药物抑制试验：对于持续性高血压患者，尿儿茶酚胺及代谢物明显增高，不必做药理试验。对于阵发性患者，可考虑做胰高血糖素激发试验，对阳性者有诊断意义。（3）影像学检查：①B 型超声：可用于肾上腺及肾上腺外的嗜铬细胞瘤进行定位检查。直径 1cm 以上的肾上腺肿瘤，其阳性率较高。②CT 扫描：90％以上的肿瘤可准确定位，建议检查前先用 α 受体拮抗剂控制高血压，否则静注造影剂有可能引起高血压发作。③MRI：可显示肿瘤与周围组织的关系，同时有助于了解其组织学特征，有助于鉴别嗜铬细胞瘤和肾上腺皮质肿瘤，且该检查无辐射性，可用于孕妇。④MIBG 闪烁显像：放射性同位素 123I 标记的间碘苄胍是一种去甲肾上腺素的生理学类似物，MIBG 扫描的敏感性在 90％以上，而特异性近 100％。123I‑MIBG 由于有更高的光子流和较短的半衰期，而具有较好的显像质量和敏感性及较低的放射性暴露。为避免假阴性结果，在操作的48—72小时前应停用对MIBG积聚有影响的药物。因此，用此物作闪烁扫描可显示儿茶酚胺的肿瘤，特别适用于转移性、复发性或肾上腺外肿瘤，并可显示其他的神经内分泌瘤。⑤生长抑素受体闪烁显像：嗜铬细胞瘤的生长抑素受体密度最高，故某些合成的稳定的生长抑素类似物如奥曲肽或喷曲肽等能进行放射性核素显像，可用于嗜铬细胞瘤的定位，特别适用于肾上腺外嗜铬细胞瘤和恶性嗜铬细胞瘤的诊断。⑥18F-FDA或18F-DOPA-PET显像：18F-FDG-PET用于良恶性嗜铬细胞瘤的鉴别优于CT或MRI。18-氟标记的脱氧葡萄糖（FDG）是多种恶性肿瘤诊断和分类的重要工具。FDG进入细胞的方式与葡萄糖相同，与葡萄糖不同的是其被细胞捕获后进行磷酸化后不再代谢，因此细胞内FDG浓度反映了细胞内葡萄糖的代谢状况，而在多种肿瘤细胞中葡萄糖的代谢显著增加。有报道在肾上腺恶性肿瘤和转移癌中，18F-FDG-PET的敏感性达95%以上。⑦静脉导管术：当定性诊断确诊为嗜铬细胞瘤而上述定位检查未能发现肿瘤时可采用此方法。主要是通过在不同部位采血测定儿茶酚胺浓度，根据浓度不同，确定肿瘤部位。此操作有诱发高血压危象发作的可能，必须准备酚妥拉明并建立静脉通道。

3.7.2.9 如何治疗良性嗜铬细胞瘤？

病情控制后，良性嗜铬细胞瘤应手术切除，手术切除肿瘤是最有效的治疗方法。常用的手术方式为经腹或经腰部切口摘除肿瘤术、腹腔镜肿瘤摘除术等。手术前避免使用β阻滞剂，除非患者存在心律失常或已经使用了足够的α阻滞剂；严重高血压者术前应用降压药物治疗的时间为10—14天；确保血容量充足，以避免术中、术后发生休克。

3.7.2.10 嗜铬细胞瘤手术前需要药物提前干预吗？

手术切除是嗜铬细胞瘤最重要的治疗手段，确诊以后应争取尽早手术，但如术前准备不充分，手术风险非常高。因此，在手术前必须进行一段时间（一般为2周）药物干预，降低手术风险，提高手术成功率。具体治疗方案如下：（1）积极处理高血压危象：根据病情合理使用硝普钠、酚妥拉明或尼卡地平等。（2）静脉降压药控制高血压危象：调整高血压常用的药物包括α受体阻滞药和钙离子通道阻滞药，控制血压，改善心律失常。（3）恢复有效血容量：通过适当高盐饮食（心力衰竭者除外）、补液方式，抑制过度兴奋的交感神经，恢复有效血容量，减少直立性低血压的发生。(4) 控制心律失常：嗜铬细胞瘤或 α 受体阻滞剂介导的心动过速或室上性心律失常等，需加用 β 受体阻滞剂，使心率控制在正常范围内。合理选择药物使用的顺序、剂量，避免出现高血压危象、心肌梗死、肺水肿等不良反应。

3.7.2.11　肿瘤切除后血压高怎么办？

嗜铬细胞瘤切除后，血压多能恢复正常，如手术后仍有血压增高，可能为输液过量和自主神经系统调节功能不稳定引起，但一般发生在手术后 24 小时内；在手术后第 1 周，血压可能仍偏高，同时尿、血儿茶酚胺也可偏高，其原因可能为手术后的应激状态或患者原来体内储存的儿茶酚胺较多；在手术后 1 个月左右，如血压持续不降，则应考虑是否还有未切除的肿瘤，应再做生化检查和影像学检查评估，必要时再次手术探查。嗜铬细胞瘤存在多发和异位的情况，同样也会出现复发和转移，因此术后需要定期随访检查。

3.7.2.12　如何治疗恶性嗜铬细胞瘤？

恶性嗜铬细胞瘤的治疗较困难，一般对放疗和化疗不敏感，早期手术切除恶性病灶是治疗大部分恶性嗜铬细胞瘤的有效方法，也是根治的唯一途径。对于已经发生转移的恶性嗜铬细胞瘤，以综合治疗为主，局部治疗可采用姑息性切除肿瘤（肿瘤减瘤术）、介入治疗、放疗、消融治疗等，全身治疗可选择放射性核素治疗（131I - 间碘苄胍）、化疗等；但总体治疗效果欠佳，晚期患者 5 年生存率不足 50%。

3.7.2.13　嗜铬细胞瘤发生高血压危象怎么办？

当患者骤发高血压危象时应积极抢救：立即静脉缓慢推注酚妥拉明 1—5 mg，同时密切观察患者血压，当血压下降至 160/100 mmHg 左右即停止推注，继之以 10—15 mg 溶于 5% 葡萄糖生理盐水 500 ml 中缓慢静脉滴注。也可舌下含服钙通道阻滞药硝苯地平 10 mg，以降低血压。

3.7.2.14　嗜铬细胞瘤预后如何？

嗜铬细胞瘤预后与肿瘤性质、肿瘤分期及是否进行了及时的诊疗有关，同时也受患者年龄、有无家族史、基础疾病等影响。良性患者大多数经过手术治疗可治愈，患者长期生存。部分患者术后仍可存在药物可控制的轻中度高血压，如果出现药物难以控制的高血压，需注意肿瘤是否为多发，如双侧肿瘤或异位肿瘤，或者手术残留的可能。恶性嗜铬细胞瘤的预后参差不齐，早期发现及时治疗也可长期生存；晚期患者生存时间明显缩短，5年生存率约36%—50%。

3.7.2.15 嗜铬细胞瘤容易复发吗？

嗜铬细胞瘤是否复发主要取决于肿瘤大小、发病部位、病理类型、病灶数目、手术方式等。一般良性、单发嗜铬细胞瘤患者手术后大多可以治愈，复发率较低；恶性嗜铬细胞瘤复发率高于良性嗜铬细胞瘤，其中家族性、儿童、多发性、肾上腺外的异位肿瘤更易复发，预后较差，患者5年总生存率不足50%。

3.7.3 肾上腺皮质癌

3.7.3.1 什么是肾上腺皮质癌？

肾上腺皮质癌起源于肾上腺皮质细胞，是一种罕见的高度侵袭性的恶性内分泌肿瘤，容易向肝脏、肺、后腹膜及淋巴结转移。目前，由于肾上腺皮质癌临床罕见且缺乏特异性诊断标准，因此其早期确诊率仍较低。

3.7.3.2 肾上腺皮质癌的发病率高吗？

肾上腺皮质癌是一种比较少见且具有高度侵袭性的恶性病变，其年发病率约为(1—2)/100万。肾上腺皮质癌的发生在年龄分布上有2个高发年龄段，即1—4岁的幼儿和40—60岁的成年人，且女性发病率高于男性。

3.7.3.3 肾上腺皮质癌的发病机制是什么？

目前尚不十分清楚肾上腺皮质癌发病原因。肾上腺皮质癌患者中最常见的是胰岛素样生长因子2（IGF-2）过度表达和Wnt/β-连环蛋白通路持续激活。IGF-2过度表达与11p15上的表观遗传印迹发生修饰后的等位基因复制有关。类固醇因子（SF1）能促进肾上腺皮质细胞增殖，与肾上腺皮质癌患者的不良预后相关。

3.7.3.4　Weiss 评分是什么?

Weiss 评分作为区别肾上腺皮质良、恶性肿瘤的标准:(1) 核异型大小;(2) 核分裂指数≥5/50 高倍视野;(3) 不典型核分裂;(4) 透明细胞占全部细胞≤25%;(5) 肿瘤细胞呈弥漫性分布;(6) 肿瘤坏死;(7) 静脉侵犯;(8) 窦状样结构浸润;(9) 包膜浸润。以上 9 个组织学检查标准各赋值 1 分,>3 分则被分类为恶性。

3.7.3.5　肾上腺皮质癌常见的临床表现有哪些?

肾上腺皮质癌患者累及肾上腺皮质的球状带、束状带和网状带,肿瘤较大也会挤压肾上腺髓质受累,其主要临床表现为肥胖、库欣综合征体貌、疲乏、女性月经异常、下腹部及大腿根部皮肤紫纹、骨质疏松。

3.7.3.6　无功能性肾上腺皮质癌的临床表现是什么?

无功能性肾上腺皮质癌患者临床表现多不典型,多以肿瘤引起的局部症状及全身症状为主,表现为腰胀、腰痛、腹胀、发热、消瘦、乏力、疲劳及腹部肿物等。少数患者因肿瘤自发破裂而引起腹膜后出血为首发症状。

3.7.3.7　如何诊断肾上腺皮质癌?

(1) 内分泌检查:包括基础血清皮质醇、促肾上腺皮质激素(ACTH)、17-羟孕酮、雄烯二酮、睾酮、雌二醇、地塞米松抑制试验及尿游离皮质醇的测定。(2) 影像学检查:联合内分泌功能检查,CT 基本可以在术前使大多数患者得到正确的诊断。肿块大小可以作为标准来区分肿瘤性质,与增强 CT 相比,MRI 成像技术可以达到同样的准确性。同时,术前要进行全身多方位全面评估,以明确是否出现了转移灶。因此,除了孕妇以外,常规推荐进行肾上腺 CT 扫描。在诊断有困难的患者中,可选择 PET-CT 检查作为首选检查方式。

3.7.3.8　何时需要完善细针穿刺病理活检?

研究发现,进行肾上腺肿瘤的细针穿刺活检诊断价值很低,而且破坏了肿瘤包膜,很可能会引起细针穿刺部位发生肿瘤细胞转移。仅在以下两种情况下进行细针穿刺可能获益:(1) 部分患者发生肿瘤转移,失去了外科手术治疗的机会,而且内分泌检查和 PET - CT 扫描没有明确诊断；（2）怀疑肾上腺肿物没有内分泌活性，且患者有肾上腺外恶性肿瘤的病史，需要进行穿刺活检明确病理。

3.7.3.9 如何治疗肾上腺皮质癌？

外科手术切除是治疗肾上腺皮质癌的首选方法。对于潜在可切除的Ⅰ—Ⅲ期肿瘤，根据 ENSAT 分期标准，将完整外科切除作为初始治疗。T1 期肿瘤，可考虑腹腔镜手术切除；T2 期及以上建议开放手术。术后根据病理检查结果辅以米托坦及依托泊苷、多柔比星、顺铂（DDP）或链佐星（链脲霉素）等化疗及放疗，每 3 个月复查影像学及肿瘤标志物。

3.7.3.10 无法手术的肾上腺皮质癌患者如何治疗？

对于不能进行手术根治的肾上腺皮质癌患者，仍推荐首选减瘤手术，术后辅以米托坦化疗及放疗，每 3 个月进行复查。米托坦（氯苯二氯乙烷）是一种杀虫剂（滴滴涕）类似物，具有肾上腺皮质毒性作用，是目前治疗肾上腺皮质癌最有效的药物，米托坦的最佳血药浓度为 14—20 mg/L。在米托坦治疗期间应辅以大剂量或个体化氢化可的松替代治疗。米托坦还可提高血液中结合蛋白水平，应根据甲功水平及患者临床症状考虑给予甲状腺激素替代治疗。

3.7.4 原发性醛固酮增多症

3.7.4.1 什么是原发性醛固酮增多症？

原发性醛固酮增多症简称原醛症，是由于肾上腺皮质球状带分泌过量的醛固酮而导致肾素－血管紧张素系统受抑制，临床出现以高血压、低血钾、低血浆肾素活性及高醛固酮水平为主要特征的临床综合征，又称 Conn 综合征。此症是由于肾上腺皮质产生肿瘤或增生，使醛固酮分泌过多而引起。

3.7.4.2 醛固酮的作用是什么？

醛固酮的主要生理作用是潴钠排钾，通过调节肾脏对钠离子的重吸收，维持水盐平衡。醛固酮的分泌是通过肾素-血管紧张素系统实现的。当细胞外液容量下降时，刺激肾小球旁细胞分泌肾素，激活肾素-血管紧张素-醛固酮系统、醛固酮分泌增加，使肾脏重吸收钠离子增加，进而引起水重吸收增加，细胞外液容量增多；相反，细胞外液容量增多时，通过上述相反的机制，使醛固酮分泌减少，肾重吸收钠离子和水减少，细胞外液容量下降。血钠降低，血钾升高，同样刺激肾上腺皮质，使醛固酮分泌增加。当醛固酮分泌过多时，可导致体内钠潴留增加、排钾增加、血容量增多，临床主要表现为高血压伴低血钾。

3.7.4.3　原发性醛固酮增多症分为哪几种类型？

原发性醛固酮增多症分型较为复杂，根据 2020 年中华内分泌原发性醛固酮增多症诊断治疗的专家共识，可分为：（1）醛固酮瘤；（2）特发性醛固酮增多症；（3）原发性肾上腺皮质增生；（4）家族性醛固酮增多症；（5）分泌醛固酮的肾上腺皮质癌；（6）异位醛固酮分泌瘤。其中醛固酮瘤和特发性醛固酮增多症所占比例最高约 90%。

3.7.4.4　原发性醛固酮增多症的发病机制是什么？哪些人群需要考虑原发性醛固酮增多症？

病因目前尚不清楚，有学者发现在原发性醛固酮增多症患者中，血浆 18 -羟皮质酮（18 - OH - B）水平明显升高。目前临床上可以选择血浆醛固酮与肾素活性比值（ARR）作为该疾病初步筛查的指标，对于 ARR 阳性患者需考虑原发性醛固酮增多症。

3.7.4.5　哪些人群需要进行醛固酮增多症的筛查？

根据 2020 年中华内分泌原发性醛固酮增多症诊断治疗的专家共识，推荐对以下人群进行原醛症筛查：（1）持续性高血压（>150/100 mmHg，1 mmHg＝0.133 kPs）患者；使用 3 种常规降压药（包括利尿剂）无法控制血压（> 140/90 mmHg）的患者；使用≥4 种降压药才能控制血压（<140/90 mmHg）的患者及新诊断的高血压患者。（2）高血压合并自发性或利尿剂所致的低钾血症患者。（3）高血压合并肾上腺意外瘤患者。（4）早发性高血压家族史或早发（<40 岁）脑血管意外家族史的高血压患者。（5）原醛症患者中存在高血压的一级亲属。（6）高血压合并阻塞性呼吸睡眠暂停患者。

3.7.4.6 原发性醛固酮增多症常见的临床表现有哪些?

(1) 高血压:早期出现的表现,大多数患者初为良性高血压;随着病情进展,血压逐渐增高,多数为中等程度高血压,但病程长时,有的患者舒张压可高达 120—150 mmHg,少数患者表现为恶性高血压,并且用一般降压药常无明显疗效。(2) 高尿钾、低血钾:临床上可出现肌无力、软瘫、周期性瘫痪、心律失常、心电图出现 u波或 ST - T 改变等。(3) 其他:醛固酮增多使肾脏排钙、镁离子也增加,同时因碱中毒使游离钙减少而使患者出现手足抽搐、肢端麻木等。儿童患者有生长发育障碍,缺钾时胰岛素的释放减少,作用减弱,可出现糖耐量减低。

3.7.4.7 低钾血症是什么表现?

低钾血症,临床上可出现肌无力、软瘫、周期性瘫痪、心律失常、心电图出现 u波或 ST - T 改变等;长期低血钾可致肾小管空泡变性、尿浓缩功能差,患者可有多尿伴口渴,尿比重偏低,且夜尿量大于日尿量,常继发泌尿系统感染,病情严重者可出现肾功能损害。

3.7.4.8 通过哪些实验室检查可以诊断原发性醛固酮增多症?

(1) 血钾测定。(2) 血 PRA 测定。(3) 血浆醛固酮、肾素活性测定。(4) 24 小时尿游离皮质醇浓度测定(UFC)。(5) 钠负荷试验:①低钠试验:正常人低钠饮食后血浆 PRA 增加,血钾不上升;原醛症患者血浆 PRA 受抑制,低钠饮食刺激亦无增加,而尿钠、钾排泄明显下降,血钾上升。失盐性肾病患者尿钠、钾排泄不降低,血钾无回升。②高钠试验:高血压和低血钾纠正后即可做钠负荷试验,患者高钠(5g Na/d,相当于每天 13 g 的 NaCl)饮食 3 天。口服钠负荷试验时,如果在高血压和低血钾纠正后,钠排泄量 $\geqslant$ 200 mmol/d,醛固酮 $\geqslant$ 12 μg/d,可认为存在"不适当(自主性)醛固酮分泌"。(6) 卡托普利试验。(7) 螺内酯(安体舒通)试验:只能用于鉴别有无醛固酮分泌增多,而不能区分病因是原发还是继发。

3.7.4.9 什么是卡托普利试验?

卡托普利是血管紧张素转换酶抑制剂,可抑制 AT - 2 的产生,本试验可作为一线筛选试验。试验的方法之一是在上午 9:00 抽采血后,口服卡托普利 50 mg,10:30

抽血复测血醛固酮和 PRA。正常人和原发性高血压患者血醛固酮下降，而原醛症者的血醛固酮升高（为基础值的 120% 或 >15 ng/dl）；另一种方法是清晨卧位抽血测血 PRA 和醛固酮，予以卡托普利 25—50 mg 口服，2 小时后于坐位抽血复测血醛固酮和 PRA。本试验的敏感性为 90%—100%，特异性为 50%—80%。该实验可用于醛固酮瘤和特醛症的鉴别。

3.7.4.10　什么是螺内酯试验？

螺内酯试验一般要持续 2—4 周，如无明确结果，应再延长 1—2 周。此外，螺内酯的用量要够大，成人一般需口服螺内酯 240—320 mg/d，螺内酯的用量不足是导致假阴性结果的主要原因。失钾性肾病患者服药前后无变化。螺内酯试验既不能提供醛固酮增多的病因信息，又不能区别醛固酮增多是原发性还是继发性，现已被醛固酮与醛固酮/PRA 比值测定取代。

3.7.4.11　如何鉴别醛固酮瘤和原发性醛固酮增多症？

可利用体位试验的方式鉴别，但在进行体位试验前要先纠正低钾血症。正常人上午 8 时卧床至中午 12 时，血醛固酮下降，与 ACTH 按昼夜节律下降有关，如取立位，血醛固酮上升，说明体位的作用大于 ACTH 的作用。立位及低钠（利尿剂）可刺激正常人肾素-血管紧张素-醛固酮系统，使血浆醛固酮上升；原醛症患者血醛固酮增高，PRA-血管紧张素系统受抑，并且不受体位及低钠的刺激。

3.7.4.12　如何诊断原发性醛固酮增多症？

（1）肾上腺 B 型超声检查；（2）肾上腺 CT 和 MRI；（3）131I 核素扫描。

3.7.4.13　哪些因素会引起继发性醛固酮增多症？

（1）有效血容量下降引起的继发性醛固酮增多症：肾脏疾病、充血性心衰、肝脏疾病等引发的有效血容量下降，从而导致醛固酮增多。（2）血管病变导致的继发性醛固酮增多症：肾血管性高血压是由于各种原因引起动脉粥样硬化、动脉肌纤维增生、大动脉炎、肾梗死、肾囊肿等所致的一侧或双侧肾动脉狭窄，是继发性高血压的最常见原因。（3）一侧肾萎缩：也可引起严重高血压及低血钾。

3.7.4.14 继发性醛固酮增多症有什么特点？

肾上腺皮质以外的因素兴奋肾上腺皮质球状带，是醛固酮分泌增多的常见临床综合征，肾素活性过高所致继发性醛固酮增多症可伴高血压、低血钾，需与原醛症鉴别。

3.7.4.15 原发性醛固酮增多症的治疗方法有哪些？

（1）药物治疗：主要是醛固酮拮抗药，建议将安体舒通作为一线用药，依普利酮为二线药物，钙拮抗剂、血管紧张素转化酶抑制剂、糖皮质激素等药物的治疗效果也比较好；（2）手术治疗：对于醛固酮瘤及单侧的肾上腺增生首选手术治疗，腹腔镜下单侧肾上腺切除术为首选治疗方法，如果患者存在手术禁忌证或不愿手术，推荐其使用药物治疗。

3.7.4.16 原发性醛固酮增多症手术前需要药物干预吗？

任何类型的原醛症在手术治疗前均需做好术前准备，其中最重要的是纠正患者的高血压和低钾血症，使血压和血钾稳定在正常范围内，尽量减少手术风险和并发症。患者应低钠（NaCl<2 g/d）饮食，并补充氯化钾 4—6 g/d，分次口服。螺内酯 80—100 mg，每天 3—4 次，待血钾恢复、血压下降后改为 40—60 mg，每天 3—4 次。术前至少应服用螺内酯 4—6 周，除降低血压、升高血钾外，还应使腺瘤对侧的肾上腺皮质球状带受抑制状态得到恢复及用于预计血压对手术治疗的反应效果。如治疗效果好，也可用稍小的剂量和较短的时间。另外，应根据患者情况及手术方式，酌情考虑是否短期应用糖皮质激素。

3.7.4.17 原发性醛固酮增多症可以用激素治疗吗？

螺内酯属于盐皮质激素受体抑制剂，是治疗原醛症的一线药物；对糖皮质类固醇可抑制性醛固酮增多症，可用糖皮质激素治疗。

3.7.5 无功能性肾上腺肿瘤

3.7.5.1 什么是无功能性肾上腺肿瘤？

指不产生或少产生肾上腺皮质激素，不分泌或少分泌儿茶酚胺，临床上无症状或症状不明显，或不存在以高血压为主的儿茶酚胺血症一系列临床表现的肾上腺肿瘤，亦有称肾上腺偶发瘤或无症状肾上腺瘤。

3.7.5.2 无功能性肾上腺肿瘤的分类有哪些？

目前常见的有无功能性肾上腺皮质肿瘤、无功能性肾上腺髓质肿瘤、肾上腺转移性癌、肾上腺偶发性肿瘤、肾上腺髓质瘤及肾上腺囊肿。

3.7.5.3 如何诊断无功能性肾上腺肿瘤？

首先，由于无功能性肾上腺肿瘤并非绝对无功能，且有恶性或转移性来源的可能。因此，临床上在诊治过程中，必须明确以下几个问题：（1）肿瘤是否具功能性；（2）肿瘤是否为恶性；（3）是否来源于肾上腺；（4）如何处理。这些问题的正确解决是合理处理无功能性肾上腺肿瘤的前提。

其次，可通过以下方式来诊断无功能性肾上腺肿瘤：（1）肾上腺功能测定：目的是明确偶发肾上腺瘤是否有功能。一般功能性肾上腺肿瘤通常有症状和体征，但无症状和体征不等于没有功能，同时肾上腺实验室功能测定异常者也不一定都有症状和体征。（2）肿瘤良、恶性鉴别：影像学检查联合病理表达，可以判定肿瘤的良恶性。（3）肿瘤是否来源于肾上腺：对所有偶然发现的无功能性肾上腺肿瘤都需考虑是否来源于肾上腺，需排除转移性肾上腺肿瘤的可能。

3.7.5.4 无功能性肾上腺肿瘤都是良性的吗？

不是所有的无功能性肾上腺肿瘤都是良性的，恶性肾上腺肿瘤 CT 表现的特征有肿瘤较大、肿瘤内密度不均、有坏死灶、形态不规则、肿瘤边界不清、边缘有钙化、肿瘤周围组织器官受侵犯，并有淋巴结和远处转移征象，必要时需要完善穿刺活检以鉴别良、恶性肿瘤。

3.7.5.5 转移性肾上腺肿瘤主要来源于哪里？

转移性肾上腺肿瘤主要来源于肺癌、乳腺癌、肾癌和恶性黑色素瘤，其他容易转移至肾上腺的多为消化系统恶性肿瘤和泌尿系统恶性肿瘤，转移性肾上腺肿瘤需明确原发病灶，根据原发部位制定治疗方案。

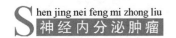

3.7.5.6　无功能性肾上腺肿瘤有哪些治疗方法?

选择治疗方案时，需要根据肿瘤的性质、有无功能、大小、影像学特征以及患者的年龄、身体状况及医疗条件等因素综合考虑。对于肾上腺囊肿、血管瘤、非功能皮脂腺瘤等良性肿瘤明确诊断后，需结合肿瘤的大小及是否有临床症状，作为是否手术的考量。对于恶性无功能性肾上腺肿瘤，需完善影像学检查评估是否存在远处转移，若为中晚期患者，可行全身抗肿瘤治疗。

3.7.5.7　无功能性肾上腺肿瘤都要手术切除吗?

（1）无症状肿瘤直径≤4 cm者，可随访观察，定期复查B超、CT等。（2）对于肿瘤直径4—6 cm者，不可忽视其恶性可能，应建议手术探查。（3）对于肿瘤直径>6 cm者，其恶性可能性大，应积极手术治疗。（4）肾上腺囊肿直径<5 cm，穿刺液清亮，采用非手术治疗；囊肿直径>5 cm，且穿刺液呈血性，应考虑手术治疗。

3.7.5.8　转移性肾上腺肿瘤也要手术吗?

转移性肾上腺肿瘤一般不主张积极手术，如原发肿瘤切除完全，患者身体情况好、年龄轻，同时无其他远处转移，可考虑切除转移性肾上腺肿瘤。虽然手术探查是唯一也是最好的排除恶性肿瘤和切除无功能性肾上腺肿瘤的方法，但目前多项研究表明对无功能性肾上腺肿瘤均以手术治疗是不恰当的。大多数患者通过长期影像学密切随访，患者的生存期不受影响。

3.8

泌尿系统神经内分泌肿瘤

3.8.1　认识泌尿系统神经内分泌肿瘤

3.8.1.1　哪些器官属于泌尿系统?

泌尿系统由1对肾、2条输尿管、1个膀胱和1条尿道组成。由肾产生的尿液经输尿管流入膀胱进行贮存，当尿液达到一定体积后，经尿道排出体外。所以也可以说泌尿系统是造尿、输尿、贮尿、排尿器官的总称。输尿管是一对细长的管道，全长约20—30 cm，上连肾盂，下入膀胱，中间有 3 个狭窄处，是结石滞留部位。膀胱是贮尿器官，大小、形状随着尿液多少而变化，膀胱三角在两个输尿管口和尿道内口三者连线之间，空虚时也显平滑，这里是肿瘤和结核的好发部位。

3.8.1.2　泌尿系统的功能有哪些？

其主要功能为排泄。排泄是指将机体代谢过程中所产生的各种不为机体所利用或者有害的物质排出体外的生理过程。被排出的物质一部分是营养物质的代谢产物，另一部分是当衰老的细胞破坏时所形成的产物。此外，排泄物中还包括一些随食物摄入的多余物质，如多余的水和无机盐类。

3.8.1.3　泌尿系统神经内分泌肿瘤的分类有哪些？

（1）膀胱小细胞神经内分泌癌；　（2）原发性肾输尿管小细胞神经内分泌癌；（3）原发性尿道神经内分泌癌。

3.8.2　膀胱小细胞神经内分泌癌

3.8.2.1　什么是膀胱小细胞神经内分泌癌？

膀胱小细胞神经内分泌癌是一种罕见的发生于膀胱的高度恶性肿瘤，其生长迅速，早期可发生浸润和转移，在治疗和预后等方面与尿路上皮癌有很大差异。

3.8.2.2　膀胱小细胞神经内分泌癌的发病率高吗？

膀胱小细胞神经内分泌癌临床非常少见，其发病率为 0.35％—1％，主要见于老年男性，其中吸烟的老年男性为高发人群。

3.8.2.3　膀胱小细胞神经内分泌癌容易转移至哪些部位？

常见的转移部位依次为区域淋巴结、肝、骨、肺及脑。膀胱部位的小细胞神经内分泌癌多为原发，继发者很少。

3.8.2.4　膀胱小细胞神经内分泌癌常见的临床表现有哪些?

临床上有 90% 的患者主要表现为无痛性血尿,少数可伴有排尿困难、尿频等症状。偶有瘤外综合征,如高钙血症、库欣(Cushing)综合征等,晚期患者还可出现发热、体重下降等表现。

3.8.2.5　膀胱小细胞神经内分泌癌的病理表现是什么?

病理是诊断膀胱小细胞神经内分泌癌的金标准,根据 WHO 分类标准,光镜下可分为燕麦细胞型、中间细胞型和混合型,表现为片状或巢状的小圆形细胞,肿瘤细胞体积小,胞质稀少,核染色深,无核仁或核仁不清楚,常见大量有丝分裂象及广泛坏死。

3.8.2.6　膀胱小细胞神经内分泌癌的发病原因是什么?

膀胱小细胞神经内分泌癌的发病原因目前有 3 种理论机制:(1)来源于尿路上皮基底层内的多能干细胞;(2)尿路上皮细胞中神经内分泌细胞的恶性转化;(3)尿路上皮的化生。

3.8.2.7　如何诊断膀胱小细胞神经内分泌癌?

(1)影像学检查:CT 检查通常表现为边界不清的实质性团块,增强后不均匀强化,肿瘤边缘尤为明显;MRI 表现为长 T1 长 T2 信号,DWI 弥散受限呈高信号。但影像学检查无法将膀胱小细胞神经内分泌癌与膀胱其他恶性肿瘤区别开。(2)病理检查:穿刺活检进行病理检查是诊断的金标准。

3.8.2.8　膀胱小细胞神经内分泌癌需要与哪些膀胱肿瘤鉴别?

膀胱小细胞神经内分泌癌需与以下几种膀胱肿瘤相鉴别:(1)尿路上皮性肿瘤:因膀胱小细胞神经内分泌癌病理表现可伴有移行细胞癌、鳞状细胞癌或腺癌等,因此临床中容易误诊。(2)恶性淋巴瘤:主要在黏膜下浸润,极少与移行上皮癌并发,可同时见于其他器官,细胞质内也无神经内分泌颗粒。(3)类癌:细胞形态较为一致,核膜薄,染色质均匀,核分裂象罕见,神经内分泌颗粒较多,少见转移。(4)原发于肺等处的膀胱转移性神经内分泌癌:本瘤形态上与其他部位发生的神经内分泌癌膀胱转移无法区分，需结合病史、影像学检查及是否合并上皮性肿瘤进行鉴别；此外，应多取材以排除其他恶性肿瘤成分。

3.8.2.9　膀胱小细胞神经内分泌癌的治疗方法有哪些？

一般采用手术切除，外加化疗或放疗的方法治疗。手术治疗应列为首选，可以根据患者及肿瘤情况，采用膀胱根治性切除、膀胱部分切除或经尿道膀胱肿瘤电切术。无法手术的可选择单纯化疗、续贯放化疗、免疫治疗及靶向治疗等。

3.8.2.10　膀胱小细胞神经内分泌癌患者需要全切膀胱吗？

膀胱全切的治疗效果优于膀胱部分切除或经尿道膀胱肿瘤切除术。研究表明，膀胱小细胞神经内分泌癌的临床分级与术后生存期并无明显相关性，表明肿瘤产生局部症状的同时即存在微小的转移灶。虽然有文献报道单纯通过手术治疗获得长期生存的病例，但因其恶性度高易浸润和转移，手术治疗结合化疗、放疗可能会取得较好的疗效。

3.8.2.11　膀胱小细胞神经内分泌癌术后需要化疗吗？

肿瘤细胞对化疗多较敏感，研究表明，最新的"三明治"疗法效果较好。"三明治"疗法即：新辅助化疗＋根治性膀胱切除术＋术后辅助化疗。原发性膀胱小细胞神经内分泌癌合并有移行细胞癌的患者采用 MVAC 方案化疗，但为了使患者在术后有较高的生活质量，对于肿瘤形成巨大肿块难以手术切除者，用铂类为基础的化疗加放疗也能取得较好的疗效。动脉导管化疗可以使局部化疗药物浓度增高，全身不良反应降低，患者耐受好，能提高化疗的安全性。

3.8.2.12　膀胱小细胞神经内分泌癌预后如何？

膀胱小细胞神经内分泌癌的生物学特性与肺小细胞癌相似，是一种快速生长、侵袭性强、转移早的恶性肿瘤，初诊时往往已属晚期，预后较差。Ⅱ、Ⅲ、Ⅳ期患者的 5 年生存率分别为 63.6%、15.4%、10.5%。对于进展期和伴广泛转移的晚期患者，中位总生存期仅有 8—13 个月。

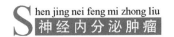

3.8.3　原发性肾输尿管小细胞神经内分泌癌

3.8.3.1　什么是原发性肾输尿管小细胞神经内分泌癌?

小细胞神经内分泌癌是神经内分泌癌的一个亚类。泌尿生殖系统神经内分泌癌临床少见,而小细胞神经内分泌癌则更为少见,大多分布于膀胱和前列腺,极少分布于肾脏和输尿管。原发性肾输尿管小细胞神经内分泌癌临床罕见,目前文献绝大多数为个案报道。

3.8.3.2　原发性肾输尿管小细胞神经内分泌癌的分类有哪些?

原发性肾输尿管小细胞神经内分泌癌是一类少见的特殊恶性肿瘤。目前原发性肾输尿管小细胞神经内分泌癌可分为 4 类:(1)分化良好的原发性肾输尿管小细胞神经内分泌癌,又称类癌;(2)中等分化的原发性肾输尿管小细胞神经内分泌癌,又称不典型类癌;(3)分化很差的原发性肾输尿管小细胞神经内分泌癌(小细胞型);(4)分化很差的原发性肾输尿管小细胞神经内分泌癌(大细胞型)。

3.8.3.3　如何诊断原发性肾输尿管小细胞神经内分泌癌?

CT 检查提示为肾脏占位,需与肾脏肿瘤相鉴别。通常小的肾脏原发性肾输尿管小细胞神经内分泌癌易诊断为肾盂占位,需与肾盂肿瘤相鉴别,术后病理诊断为金标准。

3.8.3.4　原发性肾输尿管小细胞神经内分泌癌需要同哪些肿瘤鉴别?

本病需要同肾脏类癌、肾细胞癌、肾盂移行细胞癌、肾上腺神经母细胞瘤、成人 Wilms 瘤、原发 Ewing 肉瘤/神经外胚层肿瘤及原发肾脏淋巴瘤等鉴别。可通过病理学及免疫组化特点进行鉴别。同时,完善影像学检查,辅助评估原发病灶来源及全身转移部位。

3.8.3.5　原发性肾输尿管小细胞神经内分泌癌与 Wilms 瘤有什么区别?

Wilms 瘤一般好发于儿童,偶发于大龄儿童,极少发生在成人。15 岁的儿童恶性肿瘤中 Wilms 瘤占 4%,两侧肾脏同患 Wilms 瘤者占 5%。在一些病例中已证实有

WT1（一种 Wilms 瘤的抑癌基因）的染色体缺失，其他相关的遗传异常包括 WT2 基因（第二种 Wilms 肿瘤抑制基因）的缺失、16q 和 1p 的杂合性缺失（LOH）及 WTX 基因的失活。

3.8.3.6　原发性肾输尿管小细胞神经内分泌癌恶性程度高吗？

原发性肾输尿管小细胞神经内分泌癌恶性程度高，具有很强的侵袭性，绝大多数被发现时已有局部侵犯和远处转移。

3.8.3.7　原发性肾输尿管小细胞神经内分泌癌的治疗手段有哪些？

根治性肾切除术是肾输尿管小细胞神经内分泌癌的标准治疗方案。但大部分患者发现时已有局部侵犯和远处转移，因此手术很大程度仅仅是一个减瘤细胞手术，术后化疗非常重要。尽管采取手术和化疗的治疗措施，患者生存时间仍然不理想。

3.8.3.8　原发性肾输尿管小细胞神经内分泌癌需要化疗吗？

根治性肾切除并行淋巴结清扫是本病的标准治疗方案，术后需要含铂类为基础的的系统化疗，对伴有淋巴结及远处转移的患者即使行手术治疗和术后化疗，治疗效果仍然很差。

3.8.3.9　原发性肾输尿管小细胞神经内分泌癌靶向治疗效果如何？

目前分子靶向药物在其他器官的神经内分泌癌治疗中已经显示较好疗效。由于原发性肾输尿管小细胞神经内分泌癌临床罕见，目前尚未见分子靶向药物应用于该疾病。

3.8.4　原发性尿道神经内分泌癌

3.8.4.1　什么是原发性尿道神经内分泌癌？

原发性尿道神经内分泌癌是原发于尿道的，一种罕见的具有神经分泌功能的癌症，占所有泌尿生殖系统恶性肿瘤的比例不足 1％。

3.8.4.2　原发性尿道神经内分泌癌发病原因是什么？

原发性尿道神经内分泌癌少见报道，发病原因不明确，男性尿道神经内分泌癌的诱发因素包括尿道狭窄、间歇性导管插入术/尿道成形术后的慢性刺激、外照射治疗（EBRT）、放射性粒子植入、性传播疾病后的慢性尿道炎症/尿道炎（即与人乳头状瘤病毒16相关的尖锐湿疣）和硬化性苔藓。女性尿道神经内分泌癌中，尿道憩室和复发性尿路感染与之相关。

3.8.4.3 原发性尿道神经内分泌癌常见的临床表现有哪些？

大部分患者因出现血尿或血性尿道分泌物来院就诊，局部晚期患者可能出现：尿道外肿块、膀胱出口梗阻、盆腔疼痛、尿道皮肤瘘、脓肿形成或局部疼痛。

3.8.4.4 如何诊断原发性尿道神经内分泌癌？

（1）尿道造影及膀胱尿道镜检可了解肿瘤形态、部位和范围；（2）CT及MRI可了解肿瘤浸润的深度及有无盆腔和腹股沟淋巴结转移；（3）进行尿道分泌物涂片检查，找到癌细胞可初步诊断，确诊需要病理及免疫组化结果。

3.8.4.5 原发性尿道神经内分泌癌如何分期？

采用Levine分期：（1）0期：原位癌（局限在黏膜）；（2）A期：不超过黏膜固有层；（3）B期：侵及海绵体或者前列腺（男性），但未穿透；（4）C期：直接侵及海绵体外组织；（5）D期：远处转移。

3.8.4.6 原发性尿道神经内分泌癌主要治疗手段有哪些？

治疗主要是以手术联合化疗、放疗。早期患者应尽早手术切除原发病灶，减少转移风险，对于局部转移患者，可考虑新辅助治疗后再行手术治疗，术后可适当联合全身化疗及局部放疗。对于有远处转移患者，建议全身抗肿瘤治疗，对于靶向治疗及免疫治疗的疗效，仍需更多的循证学依据加以支持。

3.8.4.7 原发性尿道神经内分泌癌预后如何？

尿道神经内分泌癌分化差，恶性程度高，根据欧洲罕见癌症监测（RARECARE）项目报道，欧洲尿道癌患者的1年和5年相对总生存率（OS）分别为71%和54%。基于较长时间的随访，一项对SEER数据库的分析比较了原发性尿道癌罕见病理类型（n=257）和常见病理组（n=2651）的预后，报告10年OS率分别为42.4%和31.9%。5年和10年的癌症特异性生存率（CSS）分别为68%和60%。

3.9

副神经节瘤

3.9.1 什么是副神经节瘤?

副神经节瘤是一类少见的神经内分泌肿瘤,主要发生在头颈部,其中颈动脉体瘤、颈静脉球体瘤及迷走神经副神经节瘤占 98%,而发生在喉、鼻腔、眼眶、主动脉较少。

3.9.2 什么是副神经节?

副神经节乃对交感神经干中的神经节相对而言,大多位于交感神经干之侧旁,偶尔亦见于内脏等远离的部位。

3.9.3 副神经节分为哪两类?

副神经节按其主细胞对铬盐的反应有嗜铬性与非嗜铬性之别,故副神经节瘤亦有嗜铬性与非嗜铬性之分。(1)嗜铬副神经节:大多数副神经节属于此类,副神经节内的主细胞为嗜铬细胞,但只能分泌去甲肾上腺素,不能分泌肾上腺素。嗜铬细胞瘤约有 10%发生在嗜铬副神经节。(2)非嗜铬副神经节:只有少数,如颈动脉副神经节和心上副神经节。副神经节主细胞对铬盐不反应,这些非嗜铬细胞分泌乙酰胆碱。

3.9.4 副神经节瘤有哪些分类?

根据副神经节的特点分为两类:嗜铬性副神经节瘤以肾上腺髓质为主要代表,称之为嗜铬细胞瘤;而非嗜铬性副神经节发生的肿瘤则往往简称为副节瘤,通常也称之为非嗜铬性副节瘤或化学感受器瘤等。

3.9.5 哪些部位有副神经节?

副神经节属于特殊分化的神经嵴细胞,这些细胞在移行过程中可散布于机体的任何部位，可单个或成堆存在于交感神经节内，有的可聚集成独立的副神经节，全身总数约有 40 个。全身最大的副神经节有 2 对：颈动脉副神经节，即颈动脉球；腹主动脉副神经节，位于腹主动脉下端。其余副神经节大多数位于从颈部至膀胱的交感神经节或颈动脉体、迷走神经体、纵隔、主动脉等。

3.9.6　副神经节瘤的病因是什么？

研究表明，嗜铬细胞瘤与基因突变有关，其中 RET、MEN-1、VHL、SDH 突变在患者中多发。

3.9.7　非嗜铬细胞瘤病理表现如何？

肉眼观察表现为卵圆形、略呈分叶状、有弹性的肿块，表面光滑，常与大血管壁紧密相贴。瘤细胞有异型性不一定为恶性的标志，瘤细胞巢中央发现坏死和有丝分裂象较多、浸润血管及包膜均有助于推测其可能为恶性。

3.9.8　嗜铬细胞瘤常见的临床表现有哪些？

（1）心血管系统表现：高血压、低血压、心悸、休克、心律失常等表现。（2）代谢紊乱：基础代谢增加，可能会出现消瘦；部分患者会出现血糖升高、糖耐量减低的表现；少数患者可出现低钾血症、高钙血症。（3）消化系统：可有恶心、呕吐、腹痛、便秘、肠梗阻、胆石症等。（4）泌尿系统：常有血尿、蛋白尿、肾功衰竭等。（5）血液系统：可能有发热的表现，周围血中白细胞增多，有时红细胞也可增多。

3.9.9　非嗜铬细胞瘤常见的临床表现有哪些？

非嗜铬细胞性副神经节瘤通常无明显症状，症状多与肿瘤的发生部位有关，为肿瘤压迫周围脏器引起，多为体检发现纵隔阴影。

3.9.10　恶性高血压如何处理？

（1）降压原则：将舒张压迅速降至安全水平（100～110 mmHg），不宜过低，血压急骤降至过低水平反使重要脏器供血不足，导致心、脑、肾功能恶化，还可发生休克等危险。（2）降压药物：宜选用抑制肾素，但不影响或能增加肾血流的药物。例如，硝普钠、ACEI 类药物、钙离子拮抗剂、利尿剂等。单剂降压不满意者，应联合用药，但需注意不要同时使用有相同副作用的药物，避免严重不良反应。（3）病因治疗：多数恶性高血压是由于肾实质性疾病、肾血管性高血压、药物等原因所致，因此，在积极控制血压的同时，应努力寻找这些继发因素，并力争去除或治疗可逆性病因。

3.9.11　如何诊断副神经节瘤？

（1）体液检查：测量尿中儿茶酚胺及其代谢产物高香草酸和香草扁桃酸的升高程度，常可使诊断成立。（2）胸部 X 线检查：后纵隔椎旁沟可看到肿块阴影，也可能显示肿物在升主动脉后上方，与脊柱重叠，密度均匀，边界清晰。（3）CT：前纵隔主动脉弓旁或后纵隔肿物多为实质性的、密度均匀的阴影，有时可见条索状密影与主动脉相连。由于这种肿瘤血管丰富，CT 增强扫描肿瘤可明显强化显影。（4）MRI：在诊断椎旁间肿块是否为副神经节瘤方面有一定价值。

3.9.12　如何治疗良性副神经节瘤？

（1）对纵隔良性嗜铬性副神经节瘤与非嗜铬性副神经节瘤，均应首选施行手术切除。手术风险较小，一般均能彻底切除病灶。（2）在切除了纵隔副神经节瘤后，应尽量争取切除其他部位副神经瘤，才能取得较好的疗效。

3.9.13　恶性副神经节瘤的治疗手段有哪些？

对直径＞6 cm 的肿瘤或者侵袭性副神经节瘤进行开放式手术以确保完整切除肿瘤，术中防止肿瘤破裂，并避免局部复发或种殖复发。当肿瘤侵及心脏时，肿瘤切除应酌情处理，不必强求切除彻底，术后需联合全身抗肿瘤治疗，如化疗、靶向治疗等。

3.9.14　副神经节瘤手术治疗要注意哪些问题？

嗜铬性副神经节瘤麻醉和术中血压很易波动。由于肿瘤血管丰富和贴近大血管容易出血，且在切除肿瘤，升压物质突然减少时，其血压的变化尤为明显。故手术前应进行充分估计，需控制血压后再行手术，可减少术中血压波动。手术时尽量使麻醉平稳，避免引起高血压危象，如果肿瘤血管丰富，手术切除出血多，危险性大，无法控制出血，必要时可以行病灶切取活检以明确诊断。

3.9.15 副神经节瘤需要内科治疗吗？

恶性病变无论切除彻底与否，术后均应适当行补充放射治疗，同时对于转移患者，需应用 α—甲基酪胺（一种阻止儿茶酚胺合成的酪氨酸羟化酶抑制剂）控制症状。

3.9.16 副神经节瘤的预后如何？

对于非嗜铬性副神经节瘤，良性者术后效果良好；恶性者约占非嗜铬性副神经节瘤的 10％，主动脉体副神经节瘤具有浸润性，往往是高度恶性的，50％患者在发现时即病情严重，治疗后预后差，大多在短期内死亡。对于嗜铬性副神经节瘤，良性者治疗后效果良好；但恶性病变者，因术后易发生转移、有伴随症状或多处有病变，故预后欠佳，往往与控制伴随症状和切除多发性病变的彻底性有关。

3.10

女性生殖系统神经内分泌肿瘤

3.10.1 认识女性生殖系统神经内分泌肿瘤

3.10.1.1 女性生殖系统包括哪些器官？

女性生殖系统包括内、外生殖器官及其相关组织。女性内生殖器，包括阴道、子宫、输卵管及卵巢。女性外生殖器指生殖器官的外露部分，又称外阴，包括阴阜、大阴唇、小阴唇、阴蒂、阴道前庭。

3.10.1.2 女性生殖系统神经内分泌肿瘤包括哪些？

（1）宫颈小细胞神经内分泌癌；（2）原发性卵巢小细胞神经内分泌癌；（3）外阴神经内分泌癌。

3.10.1.3　女性生殖系统神经内分泌肿瘤病因是什么？

女性生殖系统神经内分泌肿瘤的病因尚不明确，可能与遗传、环境、吸烟、雌激素水平等诸多因素有关。针对宫颈神经内分泌肿瘤，高危人乳头状病毒（Human Papilloma Virus，HPV）感染可能是其病因之一。

3.10.1.4　HPV 感染都会发展成为女性生殖系统神经内分泌肿瘤吗？

多达 90% 宫颈神经内分泌癌与 HPV 感染相关联，其中最常见的亚型是 HPV16、HPV18。研究证实，高危型 HPV 病毒中含有 E7 肿瘤蛋白，能与 p53 蛋白结合，相当于使 p53 基因突变，从而诱导肿瘤发生。除此之外，TP53 基因异常（点突变或 LOH）相对常见（占 60%），RB 基因的等位缺失少有发生。因此，已婚女性建议定期进行 HPV 病毒的筛查。

3.10.1.5　女性生殖系统神经内分泌肿瘤的病理分型有哪些？

分化良好的神经内分泌肿瘤有典型的肿瘤细胞团，呈小梁状、岛状或混合结构排列，细胞体积较小，有携带颗粒核染色质的圆形或椭圆形胞核，呈嗜酸性。低分化的神经内分泌癌是高度恶性的，多有坏死，核分裂象多，Ki-67 指数升高。

3.10.2　宫颈小细胞神经内分泌癌

3.10.2.1　什么是宫颈小细胞神经内分泌癌？

宫颈小细胞神经内分泌癌是一种少见而独特的宫颈原发恶性肿瘤，侵袭性强，占所有宫颈恶性肿瘤的 1.4%。根据宫颈内分泌肿瘤与发生于肺的同类肿瘤在形态学上的相似性，分为典型类癌、不典型类癌、大细胞神经内分泌癌、小细胞神经内分泌癌 4 类。其中，以小细胞神经内分泌癌最为常见。

3.10.2.2　宫颈小细胞神经内分泌癌常见的临床表现有哪些？

宫颈小细胞神经内分泌癌多见，临床表现为不规则阴道出血或接触性出血、阴道异常分泌物，患者在晚期阶段会出现疼痛，可在宫颈扪及肿物。类癌综合征、低血糖症、库欣综合征等很少发生。其侵袭性强，常常在发现时已出现远处转移或局部浸润。

3.10.2.3 宫颈小细胞神经内分泌癌容易发生淋巴结转移吗？

容易早期出现淋巴结转移。Ⅰ—Ⅱ期患者淋巴结阳性率达 50％左右，同时也容易发生脉管浸润。

3.10.2.4 宫颈小细胞神经内分泌癌容易发生远处转移吗？

容易发生远处转移，转移部位常见于骨、肺、肝、脑、脑膜、膀胱、尿道、胰腺等。

3.10.2.5 宫颈小细胞神经内分泌癌的病理学特征是什么？

显微镜下大部分为梭形细胞，排列成片状、小梁或巢状结构，也可呈玫瑰花样或腺泡结构。常出现淋巴或血管侵袭。

3.10.2.6 宫颈小细胞神经内分泌癌的免疫组化有何特点？

免疫组化方面，神经元特异性烯醇化酶（NSE）、嗜铬粒蛋白 A（CgA）、突触素（Syn）、神经细胞黏附分子（CD56）等是特异性神经内分泌标记物。约 50％患者 NSE、CgA、Syn 三种标志物均阳性。

3.10.2.7 宫颈小细胞神经内分泌癌的生物学特征是什么？

小细胞神经内分泌癌与 HPV18 感染密切相关。从 HPV18 与宫颈癌关系相对密切来看，HPV18 有引起宫颈储备细胞形成肿瘤的倾向。HPV18 的 E7 蛋白与 Rb 蛋白结合，这可能就是导致其预后差的原因。

3.10.2.8 如何诊断宫颈小细胞神经内分泌癌？

宫颈小细胞神经内分泌癌的诊断建立在组织病理形态学基础上，联合运用光镜、免疫组织化学标记和电镜检查明确诊断。同时，需完善影像学检查评估病灶的情况，即是否存在局部浸润，全身是否有远处转移和淋巴结转移。

3.10.2.9　宫颈小细胞神经内分泌癌的治疗方法有哪些?

根据《子宫颈神经内分泌癌诊断与治疗专家指导意见（2022 年版）》中建议：对于肿瘤直径≤4 cm 的患者，推荐首选手术和术后化疗，术后可根据局部浸润情况补充放疗；对于肿瘤直径＞4 cm 的患者，推荐同期放化疗＋近距离放疗，后续联合其他全身治疗。或新辅助化疗后进行间歇性全子宫双附件切除术，术后同期放化疗，后续再联合全身治疗。对于ⅡB—ⅣA 期的患者首选同期放化疗＋阴道近距离放疗±EP 方案辅助性化疗，或选择新辅助化疗，然后同期放化疗＋阴道近距离放疗。对于ⅣB 期或远处转移患者，若适合局部治疗，可考虑局部切除±个体化放疗，或局部消融治疗±个体化放疗，或个体化放疗±全身系统治疗，也可考虑辅助性系统性治疗。不适合局部治疗者，全身系统性治疗或支持治疗。

3.10.2.10　宫颈小细胞神经内分泌癌手术术式有哪些?

手术术式多为子宫广泛切除术加盆腔淋巴结清扫术，手术采用根治性全子宫切除为主，尽可能切除癌灶。

3.10.2.11　宫颈小细胞神经内分泌癌需要化疗吗? 常见的化疗方案有哪些?

需要化疗，手术前后化疗和（或）放疗，晚期不能手术的则予以放疗和（或）化疗。宫颈小细胞神经内分泌癌对化疗敏感，目前常用的化疗方案有 VAC、PE、VAC/PE，即 VCR＋ADM＋CTX、DDP＋VP16 或两者交替使用。以铂类和依托泊苷为基础的系统化疗能防止早期宫颈小细胞神经内分泌癌发生远处转移。

3.10.2.12　宫颈小细胞神经内分泌癌预后如何?

年龄、淋巴结转移、吸烟、小细胞组织学比率、淋巴脉管间隙是否存在浸润和肿瘤大小、局部晚期及盆腔转移均与宫颈小细胞神经内分泌癌的预后息息相关。

3.10.2.13　宫颈小细胞神经内分泌癌术后如何随访?

术后需行影像学检查评估手术疗效，在术后辅助治疗结束后 2—3 个月可进行影像学检查评估病情。

3.10.3　原发性卵巢小细胞神经内分泌癌

3.10.3.1　什么是原发性卵巢小细胞神经内分泌癌？

原发性卵巢小细胞神经内分泌癌是一类组织来源不明、极为少见的卵巢肿瘤，常伴有高钙血症，同时具有高度恶性、极易转移、复发和预后极差的特点。

3.10.3.2　原发性卵巢小细胞神经内分泌癌发病率如何？

原发性卵巢小细胞神经内分泌癌属于女性生殖系统恶性肿瘤，十分罕见，主要发生于青少年和年轻女性。它仅占所有卵巢恶性肿瘤的 0.01%。

3.10.3.3　原发性卵巢小细胞神经内分泌癌的组织起源于哪里？

卵巢小细胞神经内分泌癌组织起源暂无统一结论。女性生殖系统分布有少量的可以分泌神经递质或者神经胺类物质的神经内分泌细胞，如卵巢、宫颈、子宫、阴道、外阴等，这些神经内分泌细胞可能与肿瘤的发生有关。

3.10.3.4　原发性卵巢小细胞神经内分泌癌的病理特点是什么？

镜下可见癌细胞小，呈梭形，染色质细，着色深，无核仁，界不清，多为裸核，病理性核分裂常见。这类肿瘤与小细胞肺癌不易区分。免疫组织化学染色见 Syn 阳性和（或）NSE 阳性可确诊。

3.10.3.5　原发性卵巢小细胞神经内分泌癌常见的临床表现有哪些？

临床表现有腹胀、腹痛、下腹包块、腹腔积液等，和其他腹部恶性肿瘤症状相似，缺乏特异性。大多数肿瘤发生在单侧卵巢，常见腹膜转移，还可有盆腔、腹腔淋巴结转移及肝、肺、胸膜等远处转移。单侧附件包块的年轻妇女合并有高钙血症。

3.10.3.6　原发性卵巢小细胞神经内分泌癌治疗措施有哪些？

目前对于卵巢小细胞癌治疗的主要手段仍是以手术为主，辅以化学药物治疗，以及生物治疗的综合治疗方案。对于Ⅳ期已有远处转移或局部病灶较大，无法直接进行手术的患者，可以行全身治疗或局部肿瘤减瘤术。手术原则是尽可能切除肉眼下病变，术后也需要相应的辅助治疗。

3.10.3.7　原发性卵巢小细胞神经内分泌癌术后需要总综合治疗吗？

术后常需要联合化疗，除了化疗以外，靶向治疗和免疫治疗在部分研究中有一定的疗效，目前可在化疗基础上联合免疫治疗，如阿替利珠单抗、度伐利尤单抗等。

3.10.3.8　原发性卵巢小细胞神经内分泌癌常见的化疗方案有哪些？

化疗方案有 PAC（顺铂、多柔比星、环磷酰胺）、VAC（长春新碱、放线菌素 D、环磷酰胺）、PVB（顺铂、长春新碱、平阳霉素）、EP（依托泊苷＋顺铂）、BEP（依托泊苷、博来霉素、顺铂）等。目前认为以铂类为主的联合化疗治疗小细胞神经内分泌癌的疗效较好。

3.10.3.9　原发性卵巢小细胞神经内分泌癌预后如何？

卵巢小细胞神经内分泌癌恶性程度高，预后极差。大部分患者手术时为早期，但其病情发展迅速，其 5 年生存率为 10％左右，也有病程已到晚期，经手术及化疗后长期存活者。

3.10.4　外阴神经内分泌癌

3.10.4.1　外阴神经内分泌癌发病率高吗？

女性生殖道中以宫颈发生的比例最高，其次为卵巢和子宫内膜，外阴阴道发病则十分罕见。

3.10.4.2　外阴神经内分泌癌临床特征是什么？

外阴神经内分泌癌临床表现为无痛性迅速增长的包块，其表面皮肤呈粉红、蓝色或红褐色，皮下可扪及结节，也可表现为斑块状，部分伴表面皮肤溃疡和接触性出血。其有侵袭性，常发生盆腔、肝脏和椎骨转移，预后差。

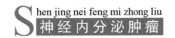

3.10.4.3　外阴神经内分泌癌的组织学形态有何特点？

通过光学显微镜观察到的形态学、免疫组化分析和电镜下超微结构与其他部位神经内分泌癌相似，电镜下观察到的形态学特异性特点较少，需进一步完善免疫组化。

3.10.4.4　外阴神经内分泌癌的免疫组化有何特点？如何诊断外阴神经内分泌癌？

免疫组化检查发现，外阴神经内分泌癌低分子量角蛋白（包括 CK20）和神经元特异性烯醇化酶（NSE）均为阳性。另还研究发现，约 95% 为 CD117（Kit 受体）阳性。除了 CK20 外，新的免疫组化指标特别是甲状腺转录因子 1（TTF-1）、神经丝蛋白和生长抑素受体 2A（SSTR2A）在病理诊断中也具有重要作用。

3.10.4.5　外阴神经内分泌癌发病病因有哪些？与 HPV 等病毒感染有关吗？

研究认为，外阴神经内分泌癌的发生可能与 p73 抑癌基因或 RASSF1A 基因的丢失有关。与 HPV 有关的妇科肿瘤主要为宫颈癌，为数不多的 HPV 研究也已涉及卵巢癌、子宫内膜癌、阴道癌和外阴癌。

3.10.4.6　外阴神经内分泌癌需要与哪些肿瘤鉴别？

需与恶性淋巴瘤、小细胞黑色素瘤、汗腺癌、神经母细胞瘤、粒细胞肉瘤、Ewing 瘤、间质肉瘤及血管上皮样肉瘤或转移性神经内分泌癌等相鉴别。

3.10.4.7　外阴神经内分泌癌患者治疗措施有哪些？

早期手术仍是首选治疗方法，尽可能切除癌灶，术后可采用放疗或化疗。同时，需选择联合治疗，如术前放化疗、术后化疗等，单纯治疗方式的患者其生存时限显著短于综合治疗的患者。对有远处转移的晚期患者，应该遵循个体化治疗原则，采用姑息性手术、化疗和放疗相结合的方法。

3.10.4.8　外阴神经内分泌癌手术需要注意哪些问题？

对早期患者局部手术切除应尽量扩大切除范围，使切缘阴性，建议切缘包括周围正常组织 2—3 cm；对已复发或淋巴结转移者可尽量扩大切除范围，多发性病灶者需植皮。

3. 10. 4. 9　外阴神经内分泌癌需要放疗吗？

是否需要放疗可根据手术清扫是否彻底、是否存在局部淋巴结转移进行综合判断，对于晚期外阴神经内分泌癌，局部放疗也是姑息性治疗的一种手段。

3. 10. 4. 10　外阴神经内分泌癌需要化疗吗？有哪些化疗方案？

化疗在外阴神经内分泌癌中疗效可观，外阴神经内分泌癌与肺小细胞癌有相似之处，因此采用肺小细胞癌的化疗方案可能有效，目前应用最多的方案是 EP（依托泊苷联合铂类）方案。

3. 10. 4. 11　外阴神经内分泌癌除了放化疗外还有什么治疗方案？

靶向治疗、免疫治疗等全身治疗方案也有助于改善患者的生存质量。

3. 10. 4. 12　外阴神经内分泌癌术后可以外阴整形修复吗？

由于外阴神经内分泌癌的生长特点为局部浸润较广泛，所以外阴癌的首选治疗方法是根治式外阴及双侧腹股沟淋巴结切除术，手术会直接影响到外阴外观，影响患者性生活、性功能，甚至是自信心，术中可行皮瓣移植覆盖手术创面，术后可行外阴整形。

3. 11

原发性皮肤神经内分泌肿瘤（Merkel 细胞癌）

3. 11. 1　什么是 Merkel 细胞癌？

Merkel 细胞癌（Merkel Cell Carcinoma，以下简称 MCC）又名小梁状癌或原发性皮肤神经内分泌癌，是一种少见的原发性皮肤神经内分泌癌，具有高度侵袭性。发病原因目前多认为是 Merkel 多元癌细胞病毒。

3.11.2　Merkel 细胞癌来源于哪里?

Merkel 细胞癌的起源尚不明确,很多学者认为其源于皮肤固有的 Merkel 细胞。Merkel 细胞位于正常皮肤表皮基底层,它们是皮肤中唯一一种可以产生神经内分泌颗粒,属于胺前体及脱羧系统的细胞类型。但随后研究发现,人类 Merkel 细胞缺乏增殖潜力。也有学者认为 MCC 可能是来源于位于皮肤具有神经内分泌或上皮分化潜能的前体细胞。

3.11.3　Merkel 细胞癌发病率高吗?

MCC 是一种罕见肿瘤,监测、流行病学和最终结果数据库(Surveillance Epidemiology and End Results,SEER)的数据显示,美国的 MCC 估计年发病率已从 2000 年的 0.5/100 000 升高至 2013 年的 0.7/100 000。MCC 的发病率随年龄增长而呈指数增加,随着人口老龄化,预计美国的 MCC 发病率将在 2025 年超过 3 200 例/年。同时发病率最高的人群为七八十岁的老年白人男性,通常有长期日光暴露史。

3.11.4　为什么会患 Merkel 细胞癌?

MCC 的发病机制尚未被完全阐明,有研究发现 Merkel 细胞多瘤病毒为病毒诱发肿瘤形成提供了强有力的证据。80%MCC 肿瘤组织中可检测到 Merkel 细胞多瘤病毒,但身体其他部位组织只有 8%,皮肤中只有 16%。长期暴露于紫外线下,会增加患 Merkel 细胞癌的风险。除此之外,免疫功能低下者更容易患 Merkel 细胞癌。白人比黑人更容易受到这种皮肤癌的影响。

3.11.5　Merkel 细胞癌患者与光晒有关吗?

许多学者提出 Merkel 细胞癌与光晒致癌有关。因为绝大多数 MCC 发生在阳光损伤部位,并且 MCC 的发生与受照射区域内日光紫外线指数相关。极少部分患者的肿瘤发生于避免受阳光照射部位(如臀部或阴部、腹部、大腿及毛发分布的头皮)。

3.11.6　Merkel 细胞癌患者有基因突变吗?

多项研究发现,Merkel 细胞多瘤病毒整合发生后,会诱导宿主细胞基因突变,引起 Merkel 细胞癌;除此之外,导致 Merkel 细胞癌的发生涉及多种分子通路,如其发病机制可能与 Ras 活化的 PI3K/Akt 通路相关。

3.11.7　Merkel 细胞癌的病理学特点是什么？

在标准的 HE 染色中，MCC 的典型特征是拥挤的基底样细胞形成的层状或巢状皮肤肿瘤，这些基底样细胞的染色质呈细颗粒状，核仁不清，胞浆少，常见有丝分裂的细胞和坏死细胞。免疫组化结果中神经丝蛋白、CK-20、CK7 和甲状腺转录因子-1特异性较高，可将 MCC 从组织病理相似的疾病中区分出来。

3.11.8　Merkel 细胞癌常见的临床表现有哪些？

最常表现为老年白人男性日光暴露的头部或颈部的红色或紫红色红斑、紫色丘疹或表面平滑的结节，无压痛，常见结节快速生长伴或不伴溃疡。也可表现为躯干部的结节样斑块，但较为少见。极少数 MCC 发生于生殖器及黏膜，症状及体征与常见外阴癌相似，出现外阴结节状或肿块，可溃烂继发感染、流液、流血、疼痛。

3.11.9　Merkel 细胞癌容易转移吗？

Markel 细胞癌侵袭性强，容易发生局部浸润、区域淋巴结转移，大部分患者确诊时已出现转移。

3.11.10　如何诊断 Merkel 细胞癌？

影像学检查有助于进行肿瘤的分期，PET/CT 可全面评估患者的全身肿瘤情况，需优先考虑。在没有 PET/CT 的情况下，可采用 CT 或 MRI 检查辅助诊断。病理组织形态与免疫组化是确诊该疾病的重要手段。

3.11.11　Merkel 细胞癌手术治疗的适应证是什么？

手术切除是局限期患者（N0，M0）初治的主要手段。标准的手术方式为广泛性局部切除术，手术切缘在 1—2 cm。如需保留重要组织（如面部 MCC），可考虑莫氏手术、改良莫氏手术、完全圆周表深切除术（CCPDMA）。外阴或半外阴根治性切除＋双侧或病侧腹股沟淋巴结清扫术。

3.11.12 Merkel 细胞癌化疗的适应证是什么？

对于 0—Ⅲ 期患者，无法手术或根治性放疗，可考虑 PD-1 免疫抑制剂治疗（如帕博利珠单抗），而Ⅳ期患者或早期发生淋巴结转移，需行化疗，治疗方案常借鉴肺小细胞癌经验，最常见方案是顺铂或卡铂±依托泊苷（EP 方案）或环磷酰胺联合多柔比星和长春新碱（CAV 方案）。

3.11.13 哪些 Merkel 细胞癌患者适合放射治疗？

对于无法手术的患者，放疗也可作为局部治疗的一种方法，放疗也可以用于肿瘤的转移部位，当这些部位出现疼痛并影响日常生活时，可行局部放疗。对腹股沟淋巴结有转移或局部复发者，行放射治疗可以提高患者的治疗效果。

3.11.14 不同分期的患者预后如何？

局限型的 5 年生存率大概为 50%—60%，淋巴结转移的是 30%—40%，远处转移的生存率是 10%—20%。此外，50% 左右的患者会出现复发。

3.11.15 哪些因素影响 Merkel 细胞癌患者预后？

手术清扫是否干净、是否存在局部浸润及是否有远处转移均会影响患者预后。其他影响预后的因素还包括：男性、肿瘤位于头颈部或躯干、存在免疫抑制、肿瘤淋巴管浸润、浸润的生长方式、缺乏肿瘤浸润性淋巴细胞、细胞为低分化表达等。

3.11.16 Merkel 细胞癌与恶性黑色素瘤、基底细胞癌一样吗？

Merkel 细胞癌是目前已知恶性程度最高的原发性皮肤肿瘤，其与恶性黑色素瘤、基底细胞癌是完全不同的恶性肿瘤，在临床表现、病理学特点及免疫组化结果等方面均有各自的特异性，Merkel 细胞癌死亡率远超恶性黑色素瘤和基底细胞癌，易发生远处转移，复发率高。

3.12

神经母细胞瘤

3.12.1　什么是神经母细胞瘤？

神经母细胞瘤（neuroblastoma，NB）常见于儿童，是一种实质性的肿瘤，大多起源于肾上腺，但也可能源自肾上腺外交感神经的其他部位，如腹膜后或胸部。该肿瘤患者中，约75％是5岁以下的儿童，且此疾病在某些家族中有遗传倾向。从发病部位来看，大约65％的病例肿瘤位于腹部，15％—20％位于胸部，而剩下的15％则可能出现在颈部、骨盆等部位。值得注意的是，原发于中枢神经系统的神经母细胞瘤相当罕见。此外，许多神经母细胞瘤会产生儿茶酚胺，因此患儿尿液中的儿茶酚胺分解产物浓度会升高。与此不同，神经节瘤主要发生在成人身上，它是一种充分分化且良性的肿瘤，与神经母细胞瘤有本质的区别。

3.12.2　神经母细胞瘤会导致哪些症状？

神经母细胞瘤具有迅速的生长速度和早期的转移能力，同时还可以产生儿茶酚胺，其临床表现具有多样性。首先是肿瘤压迫引发的症状，具体表现会因肿瘤原发部位的不同而有所差异。例如，腹部的肿瘤会随着体积的增大导致患儿全身状况恶化，出现面色苍白、消瘦、食欲减退、体重下降及易疲劳等症状，还可能伴有低热。盆腔的肿瘤可能压迫直肠或膀胱，引发便秘和尿潴留，如果输尿管受到压迫，还可能引起肾和输尿管积水。胸部的肿瘤大多出现在后纵隔，当肿瘤压迫到气管时，会引起咳嗽和呼吸困难；如果压迫上腔静脉，可能导致面部和颈部肿胀；而压迫颈部交感神经时，会引发霍纳综合征，表现为同侧眼裂小、瞳孔缩小及同侧无汗等症状。颈部的肿瘤由于容易被发现，因此通常可以在其体积较小时就得到诊断和治疗。这种肿瘤如果压迫到呼吸道，会引起呼吸困难和咳嗽；压迫血管和淋巴管则会导致上肢水肿，同时肿瘤也可能压迫神经，引发霍纳综合征。如果肿瘤经过椎间孔进入椎管内，可能形成哑铃形，如果肿瘤位于硬膜外压迫脊髓，可能引发感觉异常、疼痛、下肢麻痹，以及排尿和排便障碍。其次是转移瘤引发的症状，具体表现会因转移部位的不同而有所差异。例如，当肿瘤转移到颅骨的眼眶部时，局部会出现瘀斑和隆起，有时眼球也会突出；如果转移到颅内，可能会引发头痛和呕吐。肿瘤浸润骨质也可能引发骨痛、关节痛及病理性骨折。在部分患者中，可能会因为儿茶酚胺代谢产物而导致高血压、多汗、心悸、脉频以及腹泻等症状。

3.12.3 哪些年龄段的人更容易患上神经母细胞瘤？

神经母细胞瘤主要发生在婴幼儿中，其中约30%的患者在1岁内发病，5岁内发病的患者占比更是高达80%，在成人中相当罕见。

3.12.4 神经母细胞瘤与遗传有关吗？

神经母细胞瘤确实与遗传有某种程度的关联，大约10%至15%的患者报告有家族史，揭示了该肿瘤有遗传的某种倾向。在某些家族中，多个成员可能罹患神经母细胞瘤或其他相关肿瘤，此现象被称为家族性神经母细胞瘤，通常与特定的基因突变有关，如 ALK 和 PHOX2B 等。

3.12.5 神经母细胞瘤通常发生在哪些部位？

约65%肿瘤起源于腹部，15%—20%起源于胸部，其余15%起源于不同的部位如颈部、骨盆等。原发于中枢神经系统的神经母细胞瘤极少见。

3.12.6 神经母细胞瘤如何进行分期？有哪些影像学检查用于判断神经母细胞瘤的分期？

目前，常用于神经母细胞瘤分期的系统主要有两种：国际神经母细胞瘤风险组分期系统（INRGSS）和国际神经母细胞瘤分期系统（INSS）。国际神经母细胞瘤风险组分期系统（INRGSS）是一种基于成像测试结果（如 CT、MRI 和 MIBG 扫描）来确定神经母细胞瘤分期的系统，它可以在治疗前就明确患者的风险组；而国际神经母细胞瘤分期系统（INSS）则是基于手术结果来确定神经母细胞瘤的分期，而非影像学检查。由于 INSS 的分期结果只能在手术后确定，因此在治疗前无法有效地分配风险人群，所以在实际应用中更常采用 INRGSS 进行分期。在神经母细胞瘤的诊断过程中，影像学检查起着重要作用，常用的检查方法包括 B 超、CT、MRI、X 线、间位碘代苄胍（MIBG）扫描、PET - CT 等。这些检查方法可以帮助医生了解肿瘤的位置、大小、与周围组织的关系，以及是否有转移等情况，为治疗方案的制定提供重要依据。

3.12.7　为什么早期诊断对神经母细胞瘤治疗很重要？

早期发现神经母细胞瘤有助于提高手术切除率，改善患者预后。疾病早期，肿瘤局限于原发部位，手术完全切除肿瘤的概率较大，治愈率提高，改善患者预后；此外，早期诊疗有助于预防并发症的出现。神经母细胞瘤可能压迫周边组织和器官，引发不适、疼痛甚至功能障碍。因此，早期诊断有助于及时缓解症状，提高生活质量。

3.12.8　有哪些影像学检查用于神经母细胞瘤的诊断？

神经母细胞瘤主要发生于肾上腺，也可发生于腹膜后、胸部、颈部等。常用的检查方法包括 B 超、CT、MRI、X 线、间位碘代苄胍（MIBG）扫描、PET - CT 等。CT 显示神经母细胞瘤通常具有混合性组织密度，包括实质和囊性成分，其中囊性成分可能是由出血或坏死所致。80％的神经母细胞瘤病例在 CT 扫描上可见钙化灶。CT 和 MRI 作为主要检查手段，能够提供原发肿瘤的局部累及详细信息，特别是对肿瘤的均质性、钙化存在、器官实质侵犯、淋巴结累及、大血管压迫、神经浸润等方面有清晰显示。间位碘代苄胍（MIBG）扫描用于检查软组织和骨转移的存在，对神经母细胞瘤具有较高的敏感性和特异性。

3.12.9　什么是间位碘代苄胍（MIBG）扫描检查？

间位碘代苄胍（MIBG）扫描是一种利用放射性示踪剂的核医学检查技术，专门用于检测和评估神经内分泌肿瘤，特别是神经母细胞瘤在体内扩散和转移的情况。该扫描方法基于 MIBG 与去甲肾上腺素相似的化学结构，使其能够被交感神经元摄取。当 MIBG 与特定的放射性物质如 123I 或 131I 偶联后，便可以作为放射性药物注入患者体内，随后通过特殊的扫描设备来追踪和检测肿瘤的位置和扩散程度。这种检查方法对于神经母细胞瘤的诊断、疗效监测以及复发检测具有重要的临床价值。

3.12.10 间位碘代苄胍（MIBG）扫描检查的机制和意义是什么？

MIBG 扫描使用一种与去甲肾上腺素结构相似的放射性标记物质 MIBG。它通过与肿瘤细胞表面的特定机制结合，使肿瘤显像，从而提供神经母细胞瘤的位置、范围和扩散信息。检查过程中，患者会接受静脉注射含有放射性 MIBG 的标记液体。MIBG 不仅被肿瘤细胞吸收，也会被某些正常组织如肾上腺和心脏中的特定细胞所吸收。随后通过核医学显像技术，如 SPECT 或 PET，来捕捉 MIBG 在体内的分布情况。这些图像可以揭示 MIBG 在肿瘤部位的积聚情况，帮助医生确定神经母细胞瘤的原发灶和转移灶，评估疾病的严重程度。MIBG 扫描在神经母细胞瘤的诊断、治疗和复发监测中具有重要意义，高度的敏感性和特异性分别可达 77％—90％ 和 95％—100％。通过半定量评分，它还能对病灶的分布进行细致分类，为患者预后提供有价值的参考。MIBG 扫描并不能完全替代其他检测手段，实际约 10％ 的神经母细胞瘤不表现出MIBG 活性，因此，在临床实践中，医生会结合多种检测方法来评估病情。

3.12.11 神经母细胞瘤的治疗方法包括哪些？

神经母细胞瘤的治疗包括多种方式，如外科手术、化疗、放疗、导向治疗、诱导分化治疗、自体造血干细胞移植、核素治疗、免疫治疗和靶向治疗等。治疗方法的选择通常取决于患者的年龄、肿瘤部位、疾病的分期、病理分型和扩散情况等因素。

3.12.12 神经母细胞瘤需要手术吗？

外科手术治疗在儿童神经母细胞瘤的治疗中占有重要地位。手术的目的不仅是为了切除肿瘤，还包括明确诊断、准确分期及提供用于生物学检查的组织。对于Ⅰ期和Ⅱ期的神经母细胞瘤，通过外科手术切除原发肿瘤和区域淋巴结，有望实现痊愈；对于局限于原发部位或仅扩展到脊柱中线的肿瘤，手术通常可以进行根治性切除；对于部分肿瘤粘连重要组织脏器，手术分离困难的局部晚期患者（Ⅱ、Ⅲ期），也可以采取术前新辅助放化疗缩小肿瘤后再行手术治疗。关于对Ⅳ期病变采用扩大手术切除的问题，目前还存在一定的争议。这主要是因为Ⅳ期病变通常已经扩散到较远部位，手术难度和风险较高。在决定是否进行扩大手术切除时，医生需要综合考虑患者的整体状况、肿瘤的特点及治疗的目标和风险。

3.12.13　神经母细胞瘤患者需要行术前新辅助化疗吗？

术前新辅助化疗是指在手术前对患者进行全身化疗，以减小肿瘤的大小、减低疾病分期，提高根治性手术切除的机会，增加手术的成功率，化疗药物还可以破坏肿瘤细胞的生长和扩散能力，减少转移风险。此外，术前新辅助化疗还可以提供重要的诊断和预后信息。通过观察化疗后肿瘤的反应情况，医生可以评估肿瘤的生物学特性和对化疗的敏感性，从而为后续的治疗方案制定提供参考。术前新辅助化疗并非适用于所有神经母细胞瘤患者，医生需要根据患者的具体情况、肿瘤的分期和生物学特性等因素来综合判断是否适合进行术前新辅助化疗。

3.12.14　术前新辅助化疗需要几个周期？对手术是否有影响？

神经母细胞瘤术前化疗的疗程长短是一个需要仔细权衡的问题。疗程的长度主要取决于肿瘤对化疗的反应、肿瘤体积的缩小情况，以及远处骨髓等转移灶的控制情况。如果手术过早进行，新辅助化疗疗程过少，可能会因为化疗的效果还没有完全显现、转移灶的控制不佳或肿瘤体积缩小不明显，导致手术切除困难，从而影响手术的成功率和患者的预后。相反，如果化疗疗程过多，可能会增加化疗药物的不良反应，同时贻误最佳手术时机，导致术中、术后并发症增多，影响手术的安全，还会增加患者的医疗费用。目前临床上一般推荐在 4—6 个疗程的化疗后进行手术，这个时间段通常能够在一定程度上反映出肿瘤对化疗的反应和转移灶的控制情况。当然，具体的化疗疗程长度还需要根据患者的具体情况和医生的建议来确定。

3.12.15　术前新辅助化疗是否适合儿童患者？

儿童患者是神经母细胞瘤的主要患病人群。新辅助化疗指在手术前对患者进行全身化疗，达到缩小肿瘤体积、减低疾病分期、提高手术的成功率、改善预后的作用。此外，对于发生于肾上腺区神经母细胞瘤，还可以降低因切除肿瘤而导致肾切除的比例，从而最大程度地保留患者的器官功能，因此术前新辅助化疗同样适用于儿童患者。但化疗药物同样会引起一些不良反应，可能导致器官功能损害。患儿因年龄小，可能无法准确描述症状，同时生长发育期间，部分器官功能未发育完善，化疗副作用及风险较成人增加，因此在化疗期间需要家长和医生密切监测患儿状况，保持良好的沟通，以便医生能够积极支持治疗，必要时及时调整治疗方案。

3.12.16 神经母细胞瘤患者需要术后辅助化疗吗？

神经母细胞瘤术后的辅助化疗确实得到了广泛的认可，但治疗方案需要根据患者的具体分期进行评估和调整。神经母细胞瘤恶性程度高，术后仍可能存在微小病灶或循环肿瘤细胞，导致癌细胞出现复发转移，术后予辅助化疗可以显著提高治疗效果，降低其复发和转移的风险。术后化疗所使用的药物包括环磷酰胺、异环磷酰胺、长春新碱、顺铂、依托泊苷、替尼泊苷、阿霉素、拓扑替康等。具体化疗方案、化疗周期受患者年龄、疾病分期、病理类型及分子分型影响会有所不同。

3.12.17 神经母细胞瘤需要放射治疗吗？

神经母细胞瘤的放射治疗需要权衡多方面的因素，尤其是对患儿的生长发育损害的估计。放射治疗主要应用于那些手术切除不完全且化疗效果不理想的病例，以及晚期神经母细胞瘤的姑息治疗，目的在于缓解疼痛和减少压迫。放射治疗的敏感性是一个重要的考量点。不同分期和类型的神经母细胞瘤可能对放疗有不同的反应。一般来说Ⅰ、Ⅱ期的神经母细胞瘤基本不采用放疗，而对于Ⅲ期和Ⅳ期的神经母细胞瘤患儿，尤其是手术切除不完全的病例，通常会给予 25—35 Gy 剂量的局部放疗。放疗对患儿的骨骼、性腺等器官有可能造成较为严重的不可逆的放射损害，因此在应用时必须非常慎重。

3.12.18 神经母细胞瘤有靶向治疗药物吗？

神经母细胞瘤靶向治疗领域确实取得了一些重要的进展，尤其是 ALK 抑制剂和 GD2 抗体，是目前研究最多和应用最广泛的靶向治疗药物。

ALK 抑制剂：家族性神经母细胞瘤患者常伴有 ALK 突变，针对 ALK 突变的神经母细胞瘤，ALK 抑制剂如克唑替尼、阿来替尼和劳拉替尼可以有效地阻断异常活跃的 ALK 信号通路，从而抑制肿瘤的生长和扩散。这些药物具有较高的选择性和疗效，并且相对于传统化疗药物来说，毒副作用较小。

GD2 抗体：GD2 抗体如达妥昔单抗 β、那西妥单抗，利用特异性抗体与神经母细胞瘤细胞表面的 GD2 分子结合，引发免疫反应，以攻击和杀死肿瘤细胞。该抗体主要用于高危及复发/难治性神经母细胞瘤治疗。这些靶向治疗药物为神经母细胞瘤患者提供了新的治疗选择，可以根据肿瘤的分子特征进行个体化治疗，提高疗效并降低毒副作用。

3.12.19　神经母细胞瘤可以免疫治疗吗？

免疫检查点抑制剂可以解除 T 细胞受到的抑制性信号，增强机体的免疫应答，从而增强免疫系统对神经母细胞瘤的攻击能力。PD-1 抑制剂、CTLA-4 抑制剂和 B7-H3 抑制剂是常用的免疫检查点抑制剂，可以在一些患者中取得显著的疗效。抗 GD2 抗体疗法是一种神经母细胞瘤常用的免疫治疗方法，通过使用 GD2 抗体与神经母细胞瘤细胞表面的 GD2 分子结合，可以引发免疫反应来消灭这些细胞。达妥昔单抗 β、那西妥单抗是常用的 GD2 抗体药物，在临床上取得了一定的疗效。CAR-T 细胞疗法是一种个体化的免疫治疗方法，通过提取患者自身的 T 细胞并进行基因改造，使其具备识别和攻击神经母细胞瘤细胞的能力。这种疗法具有强大的抗肿瘤活性，并且可以根据患者的具体情况进行定制化的治疗。目前已经有以 GD2 作为靶抗原、B7-H3 为靶抗原的 CAR-T 细胞。此外，GD2 肿瘤疫苗、GD2 为靶点的双特异性抗体也在临床研究中展示出一定疗效。新型免疫疗法未来有可能改变神经母细胞瘤儿童现有的治疗模式。

3.12.20　神经母细胞瘤是否需要基因检测？

基因检测在神经母细胞瘤的诊疗中具有重要的作用，如 ALK、N-MYC 和 PHOX2B 等，都是目前研究较多且具有重要临床意义的基因。

ALK 基因突变：在神经母细胞瘤中相对较常见，且与肿瘤的发展和预后有关。检测 ALK 基因状态不仅可以帮助确定患者是否适合接受 ALK 抑制剂治疗，还可以预测患者对治疗的反应和预后。

N-MYC 基因扩增：作为神经母细胞瘤的一个关键分子标志物，与肿瘤的恶性程度和预后密切相关。通过检测 N-MYC 基因状态，医生可以评估疾病的严重程度和预后，从而指导治疗方案的选择。

PHOX2B 基因突变：与家族性神经母细胞瘤有关。对于家族性病例和相关家族成员，检测这些突变可以帮助确定他们的风险，并采取相应的预防措施。

基因检测不仅可以为医生提供更全面的肿瘤信息，还可以帮助医生制定更精确的治疗方案。例如，对于具有特定基因突变的患者，医生可以选择针对性的靶向治疗药物。需要注意的是，基因检测并非万能的，其结果可能受到多种因素的影响，如样本质量、检测技术等。因此，在进行基因检测时，应选择专业的检测机构，并与医生进行充分的沟通，以确保检测结果的准确性和可靠性。

3.12.21 N-MYC 基因扩增与神经母细胞瘤有何关系？

N-MYC 基因位于 2 号染色体上，其编码的蛋白质在正常细胞发育和生长中的重要作用，在约 20% 的神经母细胞瘤患者中都可检测到扩增现象。N-MYC 基因扩增作为神经母细胞瘤的恶性标志，N-MYC 基因扩增的发生通常与肿瘤的恶性程度、预后不良及治疗反应差等因素相关。这意味着具有 N-MYC 基因扩增的神经母细胞瘤可能更具侵袭性，并且更容易出现复发和转移。需要注意的是，尽管 N-MYC 基因扩增在神经母细胞瘤中具有重要的临床意义，但它仅是众多分子标志之一。在制定治疗方案时，医生还需要综合考虑患者的年龄、肿瘤分期、病理特征，以及其他分子标志等因素，以确保治疗的个体化和最优化。

3.12.22 神经母细胞瘤是否具有转移倾向？

神经母细胞瘤具有转移倾向，尤其在初诊时已经存在转移的患者中。神经母细胞瘤是一种常见的儿童肿瘤，起源于神经嵴组织，通常发生在肾上腺或腹部交感神经节链附近。神经母细胞瘤的特点之一是早期发生远处转移。这是因为该恶性肿瘤具有侵袭性和浸润性生长模式，容易通过血液循环或淋巴系统传播到其他部位。常见的转移部位包括骨骼（骨转移）、骨髓、肝脏、皮下组织、淋巴结及中枢神经系统（如脑）。

3.12.23 患有神经母细胞瘤的儿童是否需要长期随访？

患有神经母细胞瘤的儿童通常需要进行长期随访。神经母细胞瘤是一种恶性肿瘤，治疗过程可能会长时间持续，并且患者在完成治疗后仍面临复发或其他并发症的风险。长期随访的目的是监测患者的健康状况、检测任何可能的复发或转移病灶及处理潜在的治疗后效应。具体的随访计划会根据患者的个体情况、病情特点和所接受的治疗方案而定，通常由专业医生根据国际指南和最佳实践进行制定。随访常规包括临床检查、影像学评估（如 CT 扫描、MRI）、血液检查、尿液检查等。此外，随访还可能涉及心理社会支持、智力发育评估、康复治疗等方面，以满足患者在生长和发育方面的需求。长期随访的重要性在于早期发现并处理任何潜在问题，确保患者的健康和生活质量。

3. 12. 24 神经母细胞瘤会对儿童的生长发育产生影响吗？化疗是否会对生育能力产生影响？

神经母细胞瘤及其治疗可能对儿童的生长发育产生影响。这种肿瘤通常发生在儿童和青少年，其中一些患者在诊断时已经处于生长发育的关键阶段。神经母细胞瘤本身可能通过多种方式对生长发育产生负面影响。例如，肿瘤可占据腹部或胸部空间，对器官压迫，从而影响消化道功能、营养摄取和体重增长。此外，有些特殊类型的神经母细胞瘤可能分泌激素或细胞因子，进一步干扰正常的生长发育过程。除了肿瘤本身，神经母细胞瘤的治疗也可能对生长发育造成影响。化疗、放疗及手术切除等治疗方法可能导致副作用和并发症，包括降低食欲、恶心呕吐、脱发、肌肉骨骼问题等，这些都可能对儿童的生长发育产生一定的影响。至于化疗对生育能力的影响，具体情况会因个体差异、治疗方案和剂量等而异。某些化疗药物可能对生殖系统产生负面影响，包括降低生育能力、导致不育或提前进入更年期。建议治疗前详细咨询医生，采取合理措施，考虑保护生殖功能，减少不良影响。

3. 12. 25 神经母细胞瘤的临床表现在儿童和成人患者中有何差异？

临床表现：儿童患者通常在儿童期出现神经母细胞瘤的症状，而成人患者的发病年龄较大。儿童患者中最常见的症状是腹部肿块，因为多数神经母细胞瘤起源于肾上腺区域或腹部交感神经节链。其他常见症状包括腹痛、恶心呕吐、厌食、体重减轻等。成人患者可能会出现类似症状，但他们也可能出现其他特定于成人的症状，如颈部肿块、骨疼痛、视觉问题等。

病情特点：儿童患者中的神经母细胞瘤通常具有早期转移的倾向，即在被诊断时已经扩散到其他部位，如骨骼、肝脏和骨髓等。相比之下，成人患者中的神经母细胞瘤转移的发生率较低。此外，儿童患者中 N-MYC 基因扩增的发生率较高，而成人患者中较少见。

3.12.26　家族史中有神经母细胞瘤的人群是否需要特殊关注?

家族史中有神经母细胞瘤的人群通常需要特殊关注。神经母细胞瘤在一些情况下具有家族遗传倾向,即在某些家庭中,多个成员患有该疾病。如果一个家庭中有一个或多个近亲患有神经母细胞瘤,那么其他家庭成员可能面临更高的风险。包括父母、兄弟姐妹和其他近亲。因此,对于有神经母细胞瘤家族史的人群,建议进行特殊的关注和评估:(1)家族遗传咨询;(2)定期随访和筛查:血清学标记物和影像学评估等;(3)遗传测试:基因检测等。

3.12.27　神经母细胞瘤的复发率如何? 神经母细胞瘤的预后如何?

神经母细胞瘤的复发率和预后因多种因素而异,包括患者的年龄、肿瘤的分期、病理类型、基因变异的存在,以及是否接受合理治疗方法等。对于初次被完全切除的低危神经母细胞瘤,复发率相对较低。然而,高风险病例(如 N-MYC 基因扩增)、初次诊断时已经有转移的病例,复发率相对增加,预后较差。

第 4 章

遗传综合征相关的神经内分泌肿瘤

--- 4.1 ---

认识遗传综合征相关的神经内分泌肿瘤

4.1.1　什么是遗传综合征相关的神经内分泌肿瘤？

遗传性神经内分泌肿瘤综合征（Hereditary Neuroendocrine Tumor Syndromes）是一组由特定遗传突变引起的遗传性疾病，与神经内分泌肿瘤的发展有关。这些综合征通常表现为患者对于某些类型的神经内分泌肿瘤具有发病增加的风险。遗传性神经内分泌肿瘤综合征通常具有家族性遗传倾向，即在某些家庭中出现多个成员患有该疾病。对于有遗传综合征风险的个体，定期的遗传咨询、筛查和监测对于早期诊断和治疗神经内分泌肿瘤非常重要。

4.1.2　有哪些常见的遗传综合征与神经内分泌肿瘤相关？

以下是几个常见的遗传性神经内分泌肿瘤综合征：（1）多发性内分泌腺瘤 1 型（Multiple Endocrine Neoplasia Type 1，MEN1）：由 MEN1 基因突变引起。该综合征与多个内分泌腺瘤的发展有关，包括胰岛细胞瘤（Pancreatic Neuroendocrine Tumors）、垂体腺瘤（Pituitary Adenomas）和甲状旁腺瘤（Parathyroid Adenomas）等。（2）多发性内分泌腺瘤 2A 型（Multiple Endocrine Neoplasia Type 2A，MEN2A）和 2B 型（Multiple Endocrine Neoplasia Type 2B，MEN2B）：由 RET 基因突变引起。这两种综合征与髓上皮细胞肿瘤的发展有关，包括甲状腺髓样癌（Medullary Thyroid Carcinoma）和嗜铬细胞瘤（Pheochromocytoma）。MEN2B 还与黏多糖病（Mucosal Neuromas）等其他特征相关。（3）遗传性嗜铬细胞瘤-嗜铬细胞瘤囊样退变（Hereditary Paraganglioma-Pheochromocytoma Syndrome）：与 SDH 基因突变相关。患者可能发展副神经节瘤（Paragangliomas）和嗜铬细胞瘤（Pheochromocytoma）。（4）Von Hippel-Lindau 病（Von Hippel-Lindau Disease）：由 VHL 基因突变引起。这个综合征涉及多个器官系统，其中包括神经内分泌肿瘤，如胰岛细胞瘤、嗜铬细胞瘤和视网膜血管瘤（Retinal Hemangioblastomas）。

4.1.3　如何诊断遗传综合征相关的神经内分泌肿瘤?

诊断遗传性神经内分泌肿瘤综合征通常需要综合考虑患者的家族史、临床表现及相关的遗传测试。(1)家族史调查:详细询问患者的家族成员是否有与神经内分泌肿瘤相关的疾病,并记录家族成员的疾病类型和发病年龄等信息。(2)临床评估:对患者进行全面的体格检查和相关的实验室检查,包括血液生化指标、激素水平和影像学检查等。这些检查有助于发现潜在的神经内分泌肿瘤。(3)遗传咨询和遗传测试:建议患者与专业的遗传咨询师协商,根据家族史和临床表现来评估遗传性神经内分泌肿瘤综合征的风险。遗传测试可以用于检测特定基因的突变或变异,如 MEN1、RET、SDH、VHL 等与遗传性神经内分泌肿瘤综合征相关的基因。(4)影像学检查:对于有疑似或已经确诊的病例,影像学检查如超声、CT 扫描、MRI 和核素显像等可以帮助定位和评估肿瘤的性质。(5)监测和筛查:对于已经确诊为遗传性神经内分泌肿瘤综合征的患者及有高风险的家族成员,定期的监测和筛查非常重要,这可能包括定期的临床检查、血液激素水平检测、影像学评估等。

4.1.4　遗传综合征相关的神经内分泌肿瘤的治疗方法有哪些?

遗传综合征相关的神经内分泌肿瘤的治疗方法可以根据具体情况和肿瘤类型而异。下面是一些常见的治疗方法:

(1)手术切除:手术切除是治疗神经内分泌肿瘤的主要方法。通过手术可以尽可能去除肿瘤组织,并减少或消除肿瘤对周围结构的侵入和压迫。对于小型、局限性的肿瘤,手术切除可能是唯一需要的治疗。

(2)放射治疗:放射治疗使用高能射线照射肿瘤区域,以杀死或抑制肿瘤细胞的生长。它可以在手术前、手术后或作为单独的治疗方法使用,以减小肿瘤的大小或控制其生长。

(3)化学药物治疗:化学药物治疗使用抗癌药物来杀死或抑制肿瘤细胞的生长。这可以通过口服药物、静脉注射或其他途径进行。对于神经内分泌肿瘤,化学药物治疗可用于减小肿瘤的大小、控制病情进展或辅助手术和放射治疗。

(4)靶向治疗:针对特定的分子靶点,使用靶向药物来干扰肿瘤细胞的生长和增殖。对于某些遗传综合征相关的神经内分泌肿瘤,已经开发出一些靶向治疗药物,如多肽受体激动剂（如索替西汀）或靶向血管生成抑制剂（如舒尼替尼）。

（5）介入治疗：对于某些肿瘤，如肝脏转移的神经内分泌肿瘤，可以通过肝动脉进行栓塞（塞住供血血管）治疗、消融治疗、放射性粒子植入治疗等方法局部治疗肿瘤。

4.1.5　基因检测应用及遗传咨询有何意义？

基因检测和遗传咨询是综合评估遗传综合征相关的神经内分泌肿瘤风险、确诊患者和指导治疗决策的重要工具。（1）基因检测应用：①遗传突变筛查：基因检测可用于检测与遗传性神经内分泌肿瘤综合征相关的基因，如 MEN1、RET、SDH、VHL 等。通过检测这些基因的突变或变异，可以确定患者是否携带遗传风险。②确诊和预测风险：基因检测结果可以帮助确诊已经发展为神经内分泌肿瘤的患者，并预测家族成员的患病风险。③分类和治疗指导：基因检测能够分类不同亚型的神经内分泌肿瘤，从而指导个体化的治疗决策，如手术切除、药物治疗或放射治疗。（2）遗传咨询：①遗传风险评估：遗传咨询师可以根据家族史和基因检测结果，对患者和家族成员进行遗传风险评估，评估他们患病的可能性。②教育和信息提供：遗传咨询师向患者和家族成员提供关于遗传综合征相关的神经内分泌肿瘤的教育和信息，包括疾病的特点、遗传模式、发病风险、预防和管理策略等。③心理支持和生活方式建议：遗传咨询师可提供心理支持，帮助个体应对与遗传综合征相关的神经内分泌肿瘤的诊断和风险。此外，他们还可以提供有关健康生活方式的建议，以减少患病风险。

4.2

常见遗传综合征相关的神经内分泌肿瘤

4.2.1　多发性神经内分泌肿瘤 I 型（MEN1）

4.2.1.1　什么是 MEN1？

MEN1 是指多发性内分泌腺瘤类型 1（Multiple Endocrine Neoplasia Type 1），它

是一种罕见的常染色体显性家族遗传性综合征。MEN1 基因编码是一种被称为 Menin 的蛋白质，Menin 在细胞中扮演着调控基因转录和细胞增殖等重要功能。MEN1 患者的遗传突变会导致 Menin 蛋白的功能缺陷，从而增加了肿瘤发生的风险。临床主要表现为多个内分泌腺体发生肿瘤。

MEN1 的特征包括以下几个方面：（1）多腺体肿瘤：患者常同时或先后发生多个内分泌腺体的肿瘤，包括甲状旁腺瘤、垂体腺瘤和胰岛细胞瘤等。（2）遗传模式：MEN1 以常染色体显性遗传方式传递，即如果一个患有 MEN1 突变的父母，子女携带该突变的风险为 50%。（3）家族聚集：MEN1 通常在家族中出现，家族成员患病的风险较高。因此，有家族史的人需要进行基因检测和遗传咨询。（4）其他疾病表现：除了内分泌腺体肿瘤外，MEN1 还可能伴随其他非内分泌器官的肿瘤，如皮肤黄色素瘤、脑膜瘤和胰腺神经内分泌肿瘤等。

4.2.1.2　MEN1 的临床表现有哪些？

MEN1（多发性内分泌腺瘤类型 1）的临床表现主要涉及多个内分泌腺体肿瘤和其他相关疾病。根据发生疾病的腺体不同，所产生的临床表现也不同，以下是 MEN1 常见的临床表现：（1）甲状旁腺瘤（Parathyroid Tumors）：甲状旁腺是最常见的 MEN1 相关疾病之一。它导致甲状旁腺产生过多的甲状旁腺激素（PTH），从而引起高钙血症（高血钙水平）和相关症状，如骨质疏松、尿频、口渴等。（2）垂体腺瘤（Pituitary Tumors）：垂体腺瘤在 MEN1 中也很常见。这些腺瘤通常为垂体增生或腺瘤，可能导致激素分泌异常，如垂体功能亢进或垂体功能减退，具体表现为生长激素过度分泌、泌乳素增加或促肾上腺皮质激素不足等。（3）胰岛细胞瘤（Pancreatic Neuroendocrine Tumors）：胰岛细胞瘤是 MEN1 的主要特征之一。这些肿瘤发生在胰岛细胞，可能导致胰岛素过度分泌引起低血糖、胃酸过度分泌引起消化性溃疡或其他胰岛细胞激素异常。（4）其他肿瘤：除了上述腺体肿瘤外，MEN1 还与其他肿瘤的风险增加相关，如皮肤黄色素瘤、脑膜瘤、胰腺非功能性神经内分泌肿瘤等。除了以上的肿瘤表现外，MEN1 患者也可能伴随其他非肿瘤的临床表现，如胰腺囊肿、甲状腺疾病、骨质疏松、肥胖等。

4.2.1.3　家族史在 MEN1 的临床诊断中扮演什么角色？

家族史在 MEN1（多发性内分泌腺瘤类型 1）的临床诊断中扮演非常重要的角色。

MEN1 是一种家族遗传性综合征，具有明显的家族聚集性。当一个人有家族成员患有 MEN1 或相关的内分泌腺瘤时，他们患病的风险会增加。因此，家族史可用于评估个体的遗传风险。对于有 MEN1 家族史的人，定期进行相关的筛查和监测非常重要，根据家族史，医生可以更早地警惕潜在的病变，及时干预。

4.2.1.4 实验室检查在 MEN1 的临床诊断中有何作用？需要做哪些检查评估 MEN1？

MEN1（多发性内分泌腺瘤类型 1）的患者需要定期监测甲状旁腺、甲状腺功能、垂体激素水平检测、胰岛细胞瘤实验室和影像学检查等。（1）监测血钙和 PTH 水平：甲状旁腺瘤是 MEN1 的主要特征之一。血液中钙和甲状旁腺激素（PTH）的测量可以帮助确定是否存在甲状旁腺功能异常和高血钙症。（2）垂体激素水平：垂体腺瘤也常见于 MEN1。测量垂体激素如生长激素、促肾上腺皮质激素和泌乳素等的水平可以检测垂体功能是否异常。（3）胰岛细胞瘤标志物：对于可能存在胰岛细胞瘤的患者，测量胰岛素、胰高血糖素和其他相关胰岛细胞瘤标志物的水平有助于诊断和监测胰岛细胞功能是否异常。（4）甲状腺功能检查：MEN1 患者可能同时出现甲状腺功能异常。甲状腺激素（T3、T4）和促甲状腺激素（TSH）的测量可用于评估甲状腺功能；此外，还可以根据具体情况完成 CT、MRI、彩超、生长抑素受体显像、PETCT 等其他检查，评估 MEN1 的存在和性质。

4.2.1.5 遗传基因检测在 MEN1 的临床诊断中如何应用？基因检测是否能够准确判断 MEN1？

基因检测在 MEN1（多发性内分泌腺瘤类型 1）的诊断和治疗中起到了关键作用，基因检测可以发现 MEN1 基因中的突变或变异，这是导致 MEN1 综合征的主要遗传原因，有助于早期诊治突变基因携带者，避免对未携带突变的家系成员进行不必要的随访。推荐进行基因检测的人群：临床诊断为 MEN1 的患者；已知 MEN1 突变基因携带者的一级亲属；MEN1 临床表现不典型但强烈怀疑该诊断者。约 5%—25% 的 MEN1 患者在检测中未发现 MEN1 基因突变，可能是由于检测方法的缺陷或其他基因（CDC73、AIP 基因等）突变所致。

4.2.1.6　MEN1 治疗方法有哪些?

根据肿瘤发生的不同部位、不同分期,治疗方法不同。(1)甲状旁腺瘤治疗:甲状旁腺瘤引起的高钙血症通常需要手术切除受累的甲状旁腺组织。手术可以通过移除异常的腺体来纠正高钙血症和相关症状。(2)垂体腺瘤治疗:垂体腺瘤可能需要根据具体情况采用不同的治疗方式。对于功能亢进的垂体瘤,可以采用药物治疗、手术或放射治疗来控制激素分泌和控制肿瘤生长;对于垂体功能减退的瘤,可能需要替代激素治疗。(3)胰岛细胞瘤治疗:对于胰岛细胞瘤,治疗策略包括手术切除、化学治疗、靶向治疗和放射治疗等。治疗方法将根据肿瘤的性质、位置和临床表现来确定。(4)其他肿瘤治疗:MEN1 还与其他类型的肿瘤风险增加有关,如皮肤黄色素瘤、脑膜瘤等。针对这些肿瘤,治疗方法将依赖于具体情况,可能包括手术切除、化疗、放疗等。

4.2.1.7　手术切除可以根治 MEN1 吗?

手术切除可以治疗 MEN1(多发性内分泌腺瘤类型 1)引起的特定腺体肿瘤,但不能完全根治该疾病。MEN1 是一种遗传性综合征,涉及多个内分泌腺体的肿瘤风险增加。虽然手术切除可以有效地控制特定腺体肿瘤(如甲状旁腺瘤、垂体腺瘤和胰岛细胞瘤),但并不能阻止其他腺体出现新的肿瘤。在 MEN1 患者中,由于遗传突变的存在,他们在生命中的不同阶段可能会出现多个腺体肿瘤。这意味着即使通过手术切除去除一个肿瘤,其他腺体仍然可能发展出新的肿瘤。因此,手术切除只是 MEN1 综合征管理的一部分。

4.2.1.8　MEN1 患者需要化疗吗?

一般情况下,大多数 MEN1(多发性内分泌腺瘤类型 1)相关肿瘤是良性的或处于早期阶段,可以通过手术切除、定期监测、内分泌治疗策略来管理,MEN1 患者并不需要常规化疗。化疗在 MEN1 的管理中通常不是首选治疗方法,除非存在特定情况,如胰岛细胞瘤等恶性肿瘤,当肿瘤已经发展到晚期或存在转移时,化疗可能被考虑为治疗选择之一。具体的治疗方案将根据肿瘤的性质、位置和患者的整体情况而定。

4.2.1.9　MEN1 患者需要放疗吗?

对于 MEN1(多发性内分泌腺瘤类型 1)患者,放射治疗的应用需要根据个体情况和特定肿瘤而定。一般而言，放疗不是 MEN1 的常规治疗方法，但在某些情况下可能被考虑使用。以下是一些可能考虑使用放疗的情况：（1）垂体瘤：对于大型或侵袭性垂体瘤，当手术切除无法完全去除肿瘤时，放疗可能作为补充治疗选择。放射治疗可以帮助控制肿瘤的生长，并减少激素分泌。（2）胰岛细胞瘤：对于恶性胰岛细胞瘤，当手术切除无法彻底去除肿瘤或存在远处转移时，放疗可能被考虑用作辅助治疗。放射治疗可以帮助缓解症状、减少肿瘤负荷以及控制远处转移。（3）其他情况：罕见的MEN1 相关肿瘤，如脑膜瘤等，如果存在放射治疗的适应证，也可能考虑使用放疗作为治疗手段。

4.2.1.10　MEN1 容易复发转移吗？预后如何？

MEN1（多发性内分泌腺瘤类型 1）患者的肿瘤具有复发和转移的风险，尤其是对于某些具有恶性潜能的肿瘤。预后因人而异，取决于多种因素，包括肿瘤类型、肿瘤特征、及时治疗和遗传突变的影响等。如甲状旁腺瘤，大多数甲状旁腺瘤在手术切除后不会复发，但约 5%—15% 的患者可能会出现复发或多发性腺瘤。垂体瘤通常是良性的，复发和转移风险相对较低，但在一些罕见情况下，可能具有侵袭性或恶性特性。胰岛细胞瘤在 MEN1 患者中有较高的发生率，并且可能具有恶性潜能。恶性胰岛细胞瘤的复发和转移风险较高，特别是对于大型和侵袭性肿瘤。

4.2.2　多发性神经内分泌肿瘤Ⅱ型（MEN2）

4.2.2.1　什么是 MEN2？

MEN2 代表多发性内分泌腺瘤类型 2（Multiple Endocrine Neoplasia Type 2），这是一种遗传性疾病，主要涉及内分泌系统。MEN2 通常分为 3 个亚型：MEN2A、MEN2B 和家族性甲状腺髓样癌（FMTC）。这些亚型都与特定的基因突变相关，MEN2A 是最常见的亚型，与 RET 基因的突变相关。MEN2A 患者甲状腺髓样癌（MTC）、甲状旁腺瘤和嗜铬细胞瘤的风险增加。MEN2B 与 RET 基因中不同的突变相关。MEN2B 患者除了具有 MTC 的风险外，还表现出其他特征，如神经纤维瘤、黏膜突出、肠道神经节增生等。家族性甲状腺髓样癌（FMTC）是一个较为罕见的亚型，只涉及家族性甲状腺髓样癌，而没有伴随其他特定的肿瘤。

4.2.2.2　如何诊断 MEN2？MEN2 有哪些分类？

诊断 MEN2（多发性内分泌腺瘤类型 2）通常涉及以下步骤：（1）家族史评估：MEN2 是一种遗传性疾病，具有家族聚集性。医生会对患者的家族史进行详细了解，特别关注是否有家族成员患有甲状腺髓样癌、甲状旁腺瘤、嗜铬细胞瘤等相关肿瘤。（2）遗传突变检测：通过基因突变检测来确认 MEN2 的诊断。MEN2 与体素原（RET）基因的突变相关，而不同亚型的突变位置和类型可能不同。家族中已知携带 MEN2 相关基因突变的成员可以接受基因测试，以确定是否存在相同的突变。（3）甲状腺髓样癌筛查：对于已经确定携带 MEN2 相关基因突变或具有高风险的个体，建议进行甲状腺髓样癌的筛查。这包括血液检查测量血清钙、钙化学物质（如降钙素）和甲状腺分泌物 C 水平。此外，甲状腺超声和活检也可能用于评估甲状腺肿块。

4.2.2.3　MEN2A 与 MEN2B 有何不同？

MEN2A（多发性内分泌腺瘤类型 2A）和 MEN2B（多发性内分泌腺瘤类型 2B）是 MEN2（多发性内分泌腺瘤类型 2）的两个亚型，它们在临床表现、遗传突变和特征上存在一些重要的区别：（1）MEN2A：MEN2A 患者最常见的病变是甲状腺髓样癌（MTC）。此外，他们还可能患有甲状旁腺瘤和嗜铬细胞瘤。这些肿瘤通常出现在成年人或中年人。MEN2A 的 RET 基因最常见的突变位于 RET 基因的激酶结构域。（2）MEN2B：MEN2B 患者也有甲状腺髓样癌的风险，但与 MEN2A 相比，MEN2B 的特征更为明显和独特。MEN2B 患者通常表现出神经纤维瘤，尤其是唇周围的黏膜神经纤维瘤。此外，他们还可能患有肠道神经节增生、突出的软骨和嗜铬细胞瘤。因此 MEN2B 患者通常表现出特殊的外观特征，如突出的黏膜（突出的唇、鼻等）、神经纤维瘤及骨骼和软组织的异常。MEN2B 往往在儿童时期或青少年早期发现。MEN2B 的 RET 基因最常见的突变位于 RET 基因的跨膜结构域。

4.2.2.4　家族性 MTC（FMTC）是怎样分类的？

家族性甲状腺髓样癌（FMTC）是一种遗传性疾病，其特征为多个家族成员患有甲状腺髓样癌（MTC），而没有伴随其他特定的肿瘤。FMTC 可以根据以下几个方面进行分类：（1）家族史评估：FMTC 的诊断依赖于详细的家族史评估。家族中应有两代或两代以上的亲属患有甲状腺髓样癌，且不存在与 MTC 相关的其他遗传疾病或亚型。(2) 排除 MEN2A 和 MEN2B：FMTC 的诊断需要排除与多发性内分泌腺瘤类型 2A（MEN2A）和多发性内分泌腺瘤类型 2B（MEN2B）相关的突变。(3) 遗传突变检测：FMTC 的确诊通常涉及对 RET 基因进行遗传突变检测。

4.2.2.5 MEN2 的分类对治疗和预后有何影响？

MEN2（多发性内分泌腺瘤类型 2）的分类对治疗和预后有重要影响。以下是不同 MEN2 亚型的治疗和预后方面的一般概述：(1) MEN2A 治疗：MEN2A 患者通常需要进行手术切除甲状腺髓样癌。手术通常涉及全甲状腺切除，以确保彻底清除肿瘤。此外，如有合并的甲状旁腺瘤和嗜铬细胞瘤，也可能需要相应的手术治疗。MEN2A 预后：早期诊断和治疗对于改善 MEN2A 患者的预后至关重要。及时的手术切除可以提高生存率和预防肿瘤的进展。定期的监测和筛查有助于早期发现和治疗任何新出现的肿瘤。(2) MEN2B 治疗：MEN2B 患者的治疗方法与 MEN2A 类似，包括甲状腺髓样癌的手术切除。然而，由于 MEN2B 伴随的特殊特征和更侵袭性的肿瘤，可能需要更加综合和个体化的治疗策略。MEN2B 预后：MEN2B 通常在儿童时期或青少年早期发现，预后与早期诊断和治疗密切相关。定期监测和终身随访对于早期发现并处理任何潜在的肿瘤复发或转移至关重要。(3) 家族性甲状腺髓样癌（FMTC）治疗：FMTC 主要涉及甲状腺髓样癌的手术切除。因为 FMTC 没有伴随其他特定肿瘤，所以手术治疗通常专注于甲状腺。FMTC 预后：早期诊断和手术切除是改善 FMTC 患者预后的关键。定期随访、遗传咨询和家族成员的监测有助于确保及早发现任何复发或进展的迹象。

4.2.2.6 为什么 MEN2 患者需要检测 RET 基因？

MEN2（多发性内分泌腺瘤类型 2）是一种由遗传突变引起的疾病，与 RET 基因的突变密切相关。因此，对 MEN2 患者进行 RET 基因检测具有重要意义，主要出于以下原因：(1) 确诊和分类：RET 基因突变是 MEN2 的关键遗传基础。通过检测 RET 基因，可以确定患者是否携带与 MEN2 亚型相关的特定突变。这对于确诊和准确定位 MEN2A、MEN2B 或 FMTC（家族性甲状腺髓样癌）非常重要。(2) 遗传风险评估：RET 基因检测可用于确定患者的遗传风险及潜在的遗传传递给下一代的风险。如果一个人携带了 MEN2 相关的 RET 基因突变，那么他们的子女也可能携带相同的突变，并有较高的发生 MEN2 的风险。这种信息可以帮助家庭进行遗传咨询和计划。(3) 患者管理和监测：对于已知携带 RET 基因突变的 MEN2 患者，基因检测结果有助于指导患者的管理和监测计划。不同的 RET 基因突变可能与不同的肿瘤风险和临床特征相关，因此个性化的治疗和监测策略可以根据具体的基因型制定。

4.2.2.7　什么样患者需要进行 RET 基因检测?

（1）MEN2（多发性内分泌腺瘤类型 2）家族史：对于有 MEN2 家族史的个人，特别是有两代或两代以上亲属患有 MEN2 的情况，建议进行 RET 基因检测。这有助于确认是否存在与 MEN2 相关的遗传突变，并评估个人的遗传风险。（2）甲状腺髓样癌（MTC）患者：MTC 是 MEN2 的主要表现之一。如果个体被诊断患有 MTC，尤其是在年轻时发生、双侧性或有家族史的情况下，RET 基因检测可以帮助确定是否存在与 MEN2 相关的遗传突变。（3）单发 MTC 患者：虽然多数 MTC 是孤立发生的，但仍建议对单发 MTC 患者进行 RET 基因检测。存在某些临床特征，如早发性、家族史、双侧肿瘤、伴随其他内分泌肿瘤等，可能提示存在与 MEN2 相关的遗传突变。（4）家族性甲状腺髓样癌（FMTC）疑似患者：对于有 FMTC 临床表现但没有明显的 MEN2A 或 MEN2B 征象的个体，RET 基因检测可以帮助确认是否存在与 FMTC 相关的遗传突变。

4.2.2.8　MEN2 的治疗方法有哪些?

手术切除是 MEN2（多发性内分泌腺瘤类型 2）最主要的治疗方法之一。根据患者的具体情况和肿瘤特征，可能需要进行不同程度的手术切除。MEN2 的甲状腺髓样癌（MTC）建议进行全甲状腺切除，如果存在双侧或多灶性 MTC，可能还需要淋巴结清扫。对于 MEN2A 和 MEN2B 伴随嗜铬细胞瘤的患者，需要进行嗜铬细胞瘤的手术切除。药物治疗在 MEN2 中的作用相对有限，但在某些情况下仍可能被使用。例如，对于无法手术切除或晚期转移的甲状腺髓样癌 MTC 患者，靶向药物如索拉非尼或凡德他尼等可能用于控制肿瘤进展。此外，放疗也可用于部分晚期姑息治疗患者以缓解症状。

4.2.2.9　MEN2 容易转移吗? 预后如何?

MEN2（多发性内分泌腺瘤类型 2）中的甲状腺髓样癌（MTC）患者有可能发生转移，尤其是在晚期或存在高危因素的情况下。此外，MEN2B 患者比 MEN2A 患者更容易早期转移，有高达 50% 至 80% 的患者在儿童或青少年时期即有转移。预后的评估主要基于 MTC 的临床分期、肿瘤的组织学类型、遗传突变类型和分子标志物的表达等。早期诊断和完整手术切除对改善预后非常重要。如果 MTC 被限制在甲状腺内且没有淋巴结转移，其治愈率较高，5 年生存率可超过 90％。

4.2.2.10 MEN2 如何随访？随访需要做哪些检查？

对于 MEN2（多发性内分泌腺瘤类型 2）患者的检查随访是非常重要的，以便早期检测和管理相关疾病，排除肿瘤复发转移。随访时可做以下检查：（1）影像学检查：定期进行超声检查以评估甲状腺结节的大小、数目和特征。CT 扫描或 MRI 可以用于检测淋巴结转移或远处器官的异常情况。（2）甲状腺功能和肿瘤标志物检查：定期监测甲状腺激素水平，包括促甲状腺激素（TSH）、游离 T4 和游离 T3 等。此外，测量血液中的甲状腺髓样癌（MTC）特异性标志物，如血钙和甲状旁腺素（PTH），以帮助评估疾病的进展。（3）嗜铬细胞瘤检查：对于 MEN2A 和 MEN2B 患者，定期检查嗜铬细胞瘤的存在和功能。包括 24 小时尿液集样来测量儿茶酚胺代谢物，如去甲肾上腺素、肾上腺素和多巴胺等。（4）钙平衡监测：对于 MEN2A 患者，定期检查血钙和PTH 水平，以评估是否存在甲状旁腺功能异常。（5）家族调查和遗传咨询：随访过程中，进行家族史调查，并提供遗传咨询和遗传测试选项，以评估亲属的风险并提供必要的支持和指导。

4.2.2.11 如果患者被诊断为 MEN2，那么其家庭成员是否也需要接受相关检查或咨询？

如果一个人被诊断出患有 MEN2（多发性内分泌腺瘤类型 2），其风险亲属通常也需要接受相关的检查和遗传咨询。由于 MEN2 具有明显的遗传倾向，风险亲属可能携带同样的遗传突变，从而增加了患 MEN2 及其相关疾病的风险。

4.2.2.12 如果患者被检测出 RET 基因突变，其家庭成员是否也应该进行 RET基因检测？

如果患者被检测出 RET 基因突变，尤其是与 MEN2（多发性内分泌腺瘤类型 2）相关的突变或原发性 C 细胞增生个体，建议其风险亲属也进行 RET 基因检测。这是因为 RET 基因突变具有遗传性，家庭成员可能继承相同的突变，增加罹患 MEN2 及其相关疾病的风险。

4.2.3 VHL 综合征

4.2.3.1 什么是 VHL 综合征？

VHL 综合征通常由 VHL 基因突变引起。VHL 基因位于人体染色体 3 上，其突变会导致血管瘤的形成和多个器官的肿瘤发展。它是一种遗传性疾病，VHL 综合征主要表现为多个部位的血管瘤和肿瘤的出现，其中包括视网膜血管瘤、中枢神经系统和脊髓血管瘤、肾脏囊肿和肿瘤、神经内分泌肿瘤（包括嗜铬细胞瘤和胰岛细胞瘤）等。除上述器官外，VHL 综合征还可能涉及其他器官，如肾上腺、胰腺、肠道和生殖系统等。

4.2.3.2 VHL 综合征有哪些临床表现？

VHL 综合征的临床表现可以涉及多个器官和系统。根据涉及的器官部位不同，表现各异，以下是 VHL 综合征常见的临床表现：（1）视网膜血管瘤：视网膜血管瘤是 VHL 综合征最典型的特征之一。它们通常位于眼底视网膜，并可能导致视力受损或失明。（2）中枢神经系统和脊髓血管瘤：这些血管瘤可能会引起头痛、运动协调障碍、感觉异常和神经功能损害等症状。（3）肾脏囊肿和肿瘤导致肾功能异常、水肿、蛋白尿等。（4）嗜铬细胞瘤：嗜铬细胞瘤是一种肾上腺肿瘤，可能会分泌过多的肾上腺素和去甲肾上腺素，导致高血压、心悸和出汗等症状。（5）胰岛细胞瘤：可能导致胰岛素过分分泌，引起低血糖相关症状。

4.2.3.3 如何诊断 VHL 综合征？

（1）家族史调查：详细了解患者的家族史，需特别注意是否有其他家庭成员被诊断出患有 VHL 综合征或相关疾病。（2）临床评估：医生会对患者进行身体检查，通过影像学检查检测和评估与 VHL 综合征相关的肿瘤和囊肿，如眼底造影和眼底 OCT（光相干断层扫描）、MRI（磁共振成像）和 CT（计算机断层扫描）等，寻找与 VHL 综合征相关的症状和体征，如视网膜血管瘤、肾脏囊肿等。（3）基因测试：通过分析 VHL 基因的突变来确认 VHL 综合征的诊断。

4.2.3.4 VHL 综合征需要做基因检测吗？

进行 VHL 基因检测对于确诊 VHL 综合征是非常有帮助的，该检测有助于进行诊断确认，遗传风险评估和家族调查等。

4.2.3.5 VHL 综合征分型有哪些？

VHL 综合征可根据表型特征和遗传学机制进行分型。以下是 VHL 综合征的常见分型方式：（1）基于临床表现分型：①VHL Type 1（Ⅰ型）：主要表现为视网膜血管瘤，通常不伴有其他明显的肿瘤或囊肿。②VHL Type 2（Ⅱ型）：除视网膜血管瘤外，还可能出现其他与神经内分泌系统相关的肿瘤，如嗜铬细胞瘤、胰岛细胞瘤等。（2）基于遗传学机制分型：①VHL Type 1（Ⅰ型）：由 VHL 基因突变引起，包括点突变、缺失、插入或剪切位点突变。患者通常只会遗传一个突变的 VHL 基因副本。②VHL Type 2（Ⅱ型）：由 VHL 基因部分或完全缺失引起。其又可进一步分为 2 个亚型，分别为ⅡA 型（除 VHL 基因突变外，还伴有嗜铬细胞瘤的发生）和ⅡB 型（除 VHL 基因突变外，还伴有肾细胞癌（肾癌）的发生）。

4.2.3.6 VHL 综合征分型对 VHL 综合征的治疗和预后有影响吗？分型与遗传风险有关吗？

VHL 综合征的不同分型在临床表现和肿瘤发展方面存在差异。特别是 VHL Type 2（Ⅱ型），患者通常伴有更多种类的肿瘤，如嗜铬细胞瘤、胰岛细胞瘤和肾癌等。因此，针对不同类型的肿瘤，治疗策略和监测计划可能会有所不同。VHL 综合征的分型与遗传机制密切相关，不同类型的 VHL 综合征具有不同的遗传模式和基因突变类型。例如，Type 1（Ⅰ型）主要由点突变引起，而 Type 2（Ⅱ型）则涉及 VHL 基因部分或完全缺失。了解分型有助于确定家族中其他成员罹患 VHL 综合征的风险，并进行个体化的遗传咨询和管理。

4.2.3.7 VHL 综合征的治疗方法有哪些？

VHL 综合征的治疗方法根据患者的具体情况和肿瘤类型而异。早期以手术为主，对于 VHL 综合征中的视网膜血管瘤，常见的治疗方法包括激光治疗、冷冻治疗、放疗，以及玻璃体切割等。早期检测和积极治疗是预防视力丧失的关键。对于肾囊肿和囊实性肾瘤治疗，较小的囊肿通常定期影像学检查观察，而较大或有症状的囊肿可以手术治疗或其他介入治疗。对于恶性肾癌，手术根治切除。晚期治疗包括放疗、化疗、靶向药物治疗等。具体治疗方案取决于肿瘤类型、大小、位置、分期和患者的整体健康状况。

4.2.3.8 手术切除可以根治 VHL 综合征吗？

手术切除通常是处理 VHL 综合征相关肿瘤和囊肿的主要治疗方法之一。手术切除可以治疗 VHL 综合征引起的肿瘤，但无法根治 VHL 综合征本身。VHL 综合征是一种遗传性疾病，患者携带 VHL 基因突变，导致体内多个器官和组织中的肿瘤和囊肿的发生。因此，即使手术切除了现有的肿瘤或囊肿，VHL 患者仍然具有携带 VHL 基因突变的风险，这意味着他们可能会在其他器官和组织中发展新的肿瘤或囊肿。VHL 综合征的治疗是一个持续的过程，需要综合考虑定期监测、遗传咨询和针对具体肿瘤或囊肿的治疗方法。

4.2.3.9 VHL 综合征患者需要化疗吗？

化疗在 VHL 综合征的治疗中并不是首选的方法，因为 VHL 综合征引起的肿瘤通常对化疗的反应有限。然而，化疗可能在某些情况下被考虑为治疗选择之一，特别是当其他治疗方法无法有效控制或切除肿瘤时，或者存在广泛转移的恶性肿瘤。具体是否使用化疗取决于患者的具体情况和肿瘤类型。在 VHL 综合征中，化疗通常更常用于处理复发性或转移性嗜铬细胞瘤等少数肿瘤类型。此外，靶向药物治疗也可能作为替代或辅助化疗的选择。

4.2.3.10 VHL 综合征患者需要放疗吗？

放疗在 VHL 综合征的治疗中不是常规的首选方法。然而，放疗可能在特定情况下被考虑为治疗选择之一，特别是当手术不能完全去除肿瘤，或者存在无法手术切除的局部进展性或转移性肿瘤时，是否使用放疗取决于患者的具体情况和肿瘤类型。在 VHL 综合征中，放疗可能用于控制或缓解一些难以手术切除的肿瘤，如嗜铬细胞瘤、脊髓或脑脊液转移等。放疗可以通过使用射线来杀灭癌细胞或抑制其生长。放疗也有一些潜在的风险和副作用，包括正常组织受损、放射性皮肤反应、疲劳和增加放疗诱发肿瘤的风险。因此，在决定是否进行放疗时，医疗团队将综合考虑患者的整体健康状况、肿瘤特征和可能的利益与风险。

4.2.3.11 VHL综合征容易复发转移吗？预后如何？

VHL综合征肿瘤的复发和转移风险因多个因素而异，包括肿瘤类型、分级、大小、位置及患者的个体差异。以下是VHL综合征一般情况下的预后和复发转移的概述：（1）肾癌（肾细胞癌）：VHL综合征最常见的恶性肿瘤之一是肾癌。虽然VHL相关的肾癌通常是单侧和多中心性的，但与非遗传性肾癌相比，它们的生长速度可能较为缓慢。治疗早期和小型肿瘤的切除通常具有良好的预后，但对于晚期或有转移的肾癌，预后可能较差。（2）嗜铬细胞瘤（Pheochromocytoma）：VHL综合征中的嗜铬细胞瘤通常是多发性的，并且可以位于双侧肾上腺或异位部位。这些肿瘤可导致高血压和其他症状。虽然嗜铬细胞瘤的恶性转化相对罕见，但它们的复发率和转移风险可能较高。（3）视网膜血管瘤（Retinal Hemangioblastoma）：VHL综合征中的视网膜血管瘤通常是双侧和多发性的。早期检测和治疗可以预防或减轻与视力丧失相关的并发症。（4）其他肿瘤：VHL综合征还可能伴发其他肿瘤，如胰岛细胞瘤、中枢神经系统血管瘤等。这些肿瘤的复发和转移风险也因个体差异而异。总的来说，VHL综合征的预后取决于多个因素，包括肿瘤类型、分期、治疗策略和患者的个体情况。早期诊断、定期监测、及时治疗和个体化的管理计划对于改善预后和降低复发转移的风险非常重要。

4.2.3.12 VHL综合征如何随访？随访需要做哪些检查？

VHL综合征的随访需要综合考虑患者的个体情况、遗传咨询和医疗团队的建议。以下是一些可能的随访措施和常见的检查项目：（1）定期体检：定期进行全面体检，包括身体检查和详细病史询问。这有助于监测任何新出现的肿块、囊肿或疑似病变。（2）影像学检查：根据具体情况，可能进行不同类型的影像学检查，如核磁共振成像（MRI）、计算机断层扫描（CT）或超声检查。这些检查可以帮助评估肿瘤的大小、位置、生长趋势和潜在转移。（3）视网膜检查：通过眼科专业人员进行视网膜检查，以检测和治疗VHL综合征相关的视网膜血管瘤。（4）血液检查：进行定期的血液检查，包括全血细胞计数、生化指标和尿液分析。这可以帮助监测肾功能、内分泌异常和其他潜在的生物标志物。（5）遗传咨询：了解VHL综合征的遗传风险，并提供家族规划、遗传咨询和基因测试建议。

4.2.4　Ⅰ型多发性神经纤维瘤病（NF1）

4.2.4.1　什么是 NF1?

NF1 是指神经纤维瘤病（Neurofibromatosis Type 1），也被称为 Recklinghausen 病。NF1 有一个名为 NF1 基因的突变，这个基因位于人类染色体 17q11.2 上，是一种抑癌基因，该基因编码为神经纤维瘤病蛋白（Neurofibromin），正常情况下抑制细胞生长和调控许多细胞信号传导途径，它失活突变可激活 RAS 及下游激酶，包括 MEK-MAKP 通路及 mTOR 活性异常，促进 NF1 相关肿瘤发生。它是一种遗传性疾病，主要影响神经系统和皮肤，可使患者出现神经纤维瘤、咖啡斑、虹膜结节、骨骼异常等异常表现。

4.2.4.2　NF1 主要累及哪些器官?

NF1 主要累及以下器官和系统：（1）神经系统：NF1 是一种神经系统疾病，其中最显著的特征是神经纤维瘤的形成，导致神经功能异常。（2）皮肤：咖啡斑（Café-au-lait spot）是 NF1 的常见皮肤表现之一，它是浅褐色的斑点，通常在儿童时期开始出现；皮肤还可能出现其他肿块或皮下瘤，如丘疹和红色斑点。（3）眼睛：NF1 可以影响眼睛，表现为虹膜结节（Lisch 结节）。这些结节是虹膜上的小色素瘤结节，通常不会导致视觉问题。（4）骨骼系统：NF1 可引起骨骼异常，包括长骨畸形、软骨发育不全和椎体侧弯等，这些变化可能影响身高和姿势。（5）内分泌系统：少数 NF1 患者可能伴随有内分泌异常，如垂体瘤、甲状腺问题和皮质醇过多症等。（6）心血管系统：一些患者可能出现动脉狭窄、心脏瓣膜异常或其他心血管问题。除了上述主要器官受累外，NF1 还可以影响其他系统，如消化系统、泌尿系统和生殖系统。

4.2.4.3　NF1 的皮肤表现有哪些? 什么是咖啡牛奶斑? 它们会有什么样的外观?

NF1 的皮肤表现最常见的是咖啡斑（Café-au-lait spot），又称咖啡牛奶斑。它们得名于其外观类似于咖啡与牛奶混合物的浅褐色皮肤色素沉着。咖啡斑通常是均匀的、浅褐色、圆形或椭圆形的斑点。它们可以非常小，也可以大到数厘米，而且在同一个患者中的斑点颜色和数量可能不一致。它们通常在儿童时期出现，并可能随着年龄增长而增多或扩大。咖啡斑可以出现在身体的各个部位，包括面部、颈部、躯干和四肢，并且它们的大小和形状可以多种多样。NF1 患者还可能发展出一些皮下肿块或丘疹，这些异常通常是良性的。皮下肿块可能是神经纤维瘤或神经鞘瘤，它们可以触摸到或看到。丘疹可能是由局部血管增生引起的皮肤突起，通常为红色或淡红色。咖啡斑在 NF1 的诊断中起到重要作用，并可作为观察和跟踪疾病进展的指标之一。

4.2.4.4　如何诊断 NF1？

NF1 的诊断通常基于临床表现和遗传学标准。以下是 1997 年国际神经纤维瘤联合会（International Neurofibromatosis Consortium，INC）提出的 NF1 临床诊断标准：（1）咖啡斑（Café-au-lait spot）：具有 6 个或更多直径大于 5 mm（在儿童时期）或大于 15 mm（在成年期）的咖啡斑。（2）神经纤维瘤（Neurofibroma）：具有 2 个或更多的神经纤维瘤，或 1 个神经纤维瘤伴随着家族史。（3）虹膜结节（Lisch 结节）：具有虹膜上可见的虹膜结节，数量多于或等于 2 个。（4）直系亲属中有 NF1。如果患者符合以上 2 个或更多条件，则可以考虑 NF1 的诊断。然而，临床诊断仅供参考，并不是确诊 NF1 的充分依据。在某些情况下，可能需要进行分子遗传学测试来检测 NF1 基因的变异。

4.2.4.5　NF1 患者需要做基因检测吗？

基因检测对于 NF1 患者是推荐的，但不是所有患者都需要进行基因检测。遗传检测可以用于确认 NF1 诊断，并帮助确定是否存在 NF1 基因中的变异。这对于以下情况可能特别有用：（1）在典型临床表现下无法明确诊断 NF1 的情况：有时一些患者的临床表现相似，或有其他与 NF1 相似的疾病，这时基因检测可以帮助明确诊断。（2）家族遗传咨询：在有家族史的情况下，家族成员可以接受基因检测来确定他们是否遗传了 NF1 基因的变异。（3）孕前遗传咨询：夫妻二人在其中一方患有 NF1 的情况下，可以通过基因检测来确定他们是否会将 NF1 基因的变异传递给子女。基因检测通常分析 NF1 基因的突变，可以通过血液样本进行。然而，需要注意的是，即使没有找到特定的基因突变，也不能完全排除 NF1 的诊断，因为某些变异可能无法被当前的测试方法检测到。

4.2.4.6 NF1 的治疗方法有哪些？

目前尚无特效治疗方法可以完全治愈 NF1，因为 NF1 是一种遗传性疾病且其发病机制复杂。然而，针对 NF1 相关的症状和并发症，可以采取一系列管理措施来改善患者的生活质量。对于病灶大、引起不适临床症状或有潜在危险的神经纤维瘤、骨骼畸形等患者，需要外科手术来切除或纠正；对于产生疼痛的神经纤维瘤患者，可以采用药物治疗、物理疗法或神经阻滞等方式来缓解疼痛；定期进行医学、影像学及其他相关检查，以监测疾病进展，早期发现并处理并发症。

4.2.4.7 NF1 治疗疗效如何？ 能够完全治愈吗？

NF1 目前没有可完全治愈的治疗方法，但预后相对良好，因为它是一种遗传性疾病，其发病机制复杂且涉及多个器官和系统。因此，NF1 的治疗主要是以管理和缓解症状、预防并处理相关并发症为目标。皮肤色素性疾病和皮肤的神经纤维瘤往往无需特殊治疗，丛状神经纤维瘤有一定恶变风险，需要尽早手术治疗。对于晚期病例可以考虑使用 mTOR 抑制剂、MEK 抑制剂等新型靶向药物。

4.2.4.8 NF1 如何随访？ 随访需要做哪些检查？

随访应该是定期进行，以监测疾病进展、早期发现并处理并发症，以及提供适当的治疗和支持。定期进行影像学检查（如 MRI 或 CT 扫描），以评估神经纤维瘤的大小、数量、位置和局部变化，并及早发现其他器官和系统的异常。通过患者的症状描述和体格检查，评估神经纤维瘤、咖啡斑、骨骼畸形等临床表现的变化，全面评估病情。

4.2.5 结节性硬化（TSC）

4.2.5.1 什么是结节性硬化（TSC）？

结节性硬化症（Tuberous Sclerosis Complex，TSC）是一种罕见的遗传性疾病，主要由 TSC1 基因或 TSC2 基因的突变引起 mToR 通路激活，刺激细胞生长增殖，导致 TSC 的发生。TSC 可以影响多个器官和系统，包括皮肤、中枢神经系统、肾脏、心脏和肺部等。TSC 常常在婴幼儿期或儿童早期出现，且症状和严重程度因个体而异。TSC 的特征性病变是良性肿瘤的形成，称其为结节（Tuber），通常出现在大脑、眼睛、肾脏及其他器官中。这些结节由异常细胞增殖而成，可能导致器官功能受损。此外，这些结节的临床表现多样，可以出现皮肤斑块、纤维瘤、错构瘤、血管瘤、多囊肾、骨骼畸形等。

4.2.5.2　TSC 主要有哪些临床表现？

TSC 的临床表现因个体之间的差异而有所不同，不同患者可能表现出不同的症状和程度。主要表现为全身多器官错构瘤和一些低级别肿瘤，此外，还可以出现继发性癫痫、精神障碍、肾功能不全、皮肤色素减退、视网膜色素病变等。

4.2.5.3　如何诊断 TSC？

TSC 的诊断通常基于临床表现、家族史和特定的影像学和遗传学检查。TSC 是由 TSC1 基因或 TSC2 基因的突变引起的。通过进行基因检测，可以检测出 TSC1/TSC2 基因中的突变，确认 TSC 的诊断。此外，具有典型临床标准的，如主要标准同时满足 2 个，或同时满足 1 个主要标准和 2 个次要标准的，也可诊断 TSC。

主要标准：（1）≥3 个血管纤维瘤或前额白斑；（2）≥3 个色素减退斑；（3）非外伤性指甲纤维瘤；（4）鲨样斑；（5）皮质发育不良；（6）多发性视网膜结节性错构瘤；（7）室管膜下巨细胞星型细胞瘤；（8）室管膜下结节；（9）淋巴管肌瘤病；（10）肾错构瘤；（11）心脏横纹肌瘤。

次要标准：（1）≥3 牙釉质凹陷；（2）≥2 个口腔纤维瘤；（3）非肾脏错构瘤；（4）视网膜色素缺乏斑；（5）彩色皮肤病变；（6）肾多发囊肿。

4.2.5.4　TSC 患者需要做基因检测吗？

TSC 患者通常建议进行基因检测，因为基因检测可以提供确诊 TSC 的最可靠依据。基因检测对于确认 TSC1 或 TSC2 基因中的突变非常重要，有助于明确诊断，并帮助确定患者和家族的遗传风险。

4.2.5.5　TSC 的治疗方法有哪些？

TSC 的治疗方法主要是针对其症状和并发症进行管理。由于 TSC 涉及多个器官和系统，治疗通常需要多学科的协作。手术治疗是最主要的治疗模式，部分出现并发症如继发癫痫、肾功能不全等可以加用相应的药物、局部治疗控制并发症，晚期皮肤及肿瘤性病变可以选择 mToR 抑制剂治疗。

4.2.5.6　TSC 有靶向治疗药物吗？

目前有一些靶向治疗药物可用于 TSC 的管理。这些药物主要针对 TSC 患者体内的 mTOR（哺乳动物雷帕霉素靶蛋白）信号通路异常进行干预，以减轻症状和控制疾病进展。以下是一些常见的靶向治疗药物：（1）雷帕霉素：雷帕霉素是一种 mTOR 抑制剂，用于治疗 TSC 相关的肾血管瘤、脑膜瘤（SEGA）和面部红斑。它可以减小肿瘤、改善相应症状，并降低颅内压。（2）依维莫司：依维莫司也是一种 mTOR 抑制剂，与雷帕霉素具有类似的作用机制，用于治疗 TSC 相关的肾血管瘤、脑膜瘤和面部红斑。这些靶向治疗药物通常需要经过医生评估、基因检测和临床判断后才能决定是否使用。治疗方案将根据患者的具体情况、症状和疾病进展而有所不同。这些药物可能带来一定的副作用和风险，因此必须在医生的指导下使用，并进行定期监测。

4.2.5.7　哪些患者适合使用 mTOR 抑制剂？

进展期皮肤及肿瘤性病变可以选择 mTOR 抑制剂治疗。　（1）肾血管瘤（Angiomyolipomas）：对于 TSC 患者出现肾血管瘤，并且存在较大或增长迅速、导致疼痛、出血的情况下，考虑使用 mTOR 抑制剂来控制肿瘤的生长和改善相关症状。（2）脑膜瘤（SEGA）：在某些 TSC 患者中可能导致神经系统症状或颅内压增高。如果 SEGA 引起症状或有潜在的危险，使用 mTOR 抑制剂可能有助于减小肿瘤、改善症状和预防并发症。（3）面部红斑（Facial Angiofibromas）：面部红斑是 TSC 患者常见的特征性皮肤表现之一。mTOR 抑制剂可以用于减轻面部红斑的出血、增生和瘙痒等症状。

4.2.5.8　mTOR 抑制剂有哪些常见的副作用？

mTOR 抑制剂常见的副作用包括口腔黏膜炎症、皮疹、疲劳、感染。此外，还有以下副作用：（1）消化系统症状：包括恶心、呕吐、腹泻、口干、消化不良、胆石症、胰腺炎等。（2）感染：使用 mTOR 抑制剂可能导致免疫抑制作用，增加感染的风险，患者更容易出现感染症状。（3）代谢异常：如高血糖（可能需要调整糖尿病患者的药物治疗)、高血脂(高胆固醇和高甘油三酯)及体重增加。(4)特定器官的影响:如肾功能异常、肺损伤、高血压、肝功能异常等。(5)皮肤反应:可能出现皮疹、瘙痒、口腔溃疡等。(6)血液学毒性:少数患者可能出现贫血、血小板减少、白细胞减少等。

4.2.5.9 TSC患者使用mTOR抑制剂治疗是否有禁忌症?

mTOR抑制剂治疗TSC患者在某些情况下可能存在禁忌症。对于过去使用mTOR抑制剂或其中任何成分出现严重过敏反应的患者;存在未控制的感染,使用mTOR抑制剂可能会增加感染的风险;严重肝肾功能损害;妊娠和哺乳期;其他特定情况,如特定患者群体,严重免疫系统抑制、未控制的高血压或已存在的严重心肺功能不全等,需要谨慎使用mTOR抑制剂。

4.2.5.10 TSC治疗期间是否需要定期监测?

TSC治疗期间需要进行定期监测。定期完善影像学检查,包括肾脏超声、CT或MRI、心脏彩超、心电图等,定期完成血液生化检查,评估血细胞计数、血糖水平、血脂水平、肝功能指标、肾功能指标,监测代谢异常、药物对肝脏和肾脏的影响,定期检查面部红斑的病情和变化。定期监测的目的是评估治疗的效果、监控药物副作用,以及及时发现任何潜在的并发症或进展,从而进行合理治疗。

4.2.6 SDH基因相关的孤立性副神经节瘤

4.2.6.1 什么是SDH基因相关的孤立性副神经节瘤?

SDH基因相关的孤立性副神经节瘤(Solitary Paraganglioma of the Head and Neck Associated with SDH Gene)是一种特定类型的头颈部肿瘤,与SDH(脱氢酶)基因的突变或功能异常相关。SDH基因编码脱氢酶复合物的亚单位,该复合物参与细胞线粒体的能量产生过程。当SDH基因发生突变或功能异常时,可能导致细胞内代谢紊乱和肿瘤的发展。

4.2.6.2 SDH基因突变如何导致孤立性副神经节瘤的发生?

SDH基因突变可导致孤立性副神经节瘤的发生是因为SDH基因编码脱氢酶复

合物的亚单位，该复合物在细胞线粒体中参与三羧酸循环的能量产生过程。当 SDH 基因发生突变或功能异常时，可能会影响脱氢酶复合物的功能，进而导致细胞内代谢紊乱、激活细胞增殖信号通路或改变线粒体 DNA 的稳定性，进而导致肿瘤的发生。

4.2.6.3　孤立性副神经节瘤有哪些临床表现和症状？

孤立性副神经节瘤的临床表现和症状可以根据其发生部位和分泌活性不同而有所不同。以下是一些常见的临床表现和症状：（1）颈动脉体瘤：位于颈动脉的交叉点附近，通常为良性肿瘤。其主要症状可能包括颈部肿块、颈部或面部搏动感、压迫性症状（如咽喉不适或吞咽困难）及罕见的耳鸣。（2）喉返神经旁瘤：位于喉返神经旁，与迷走神经相关。主要症状可能涉及喉部和咽喉区域，如声音嘶哑、吞咽困难、异物感、鼻咽部堵塞感等。（3）耳后瘤：位于颈内静脉窦附近，喉返神经和舌咽神经的起源区域。其主要症状可能包括耳后肿块、耳朵或耳后疼痛、耳鸣、头晕、面瘫和听力下降。（4）颈动脉窦瘤：位于颈内动脉的窦部分。症状可能包括颈部肿块、颈部搏动感、耳鸣、颈部或面部疼痛等。孤立性副神经节瘤还可能引起持续或阵发性高血压、心悸、出汗增多、焦虑、恶心等与儿茶酚胺过度分泌相关的症状。

4.2.6.4　孤立性副神经节瘤的诊断方法有哪些？

体格检查关注与副神经节瘤相关的症状和体征，如颈部肿块、喉返神经或颈动脉窦区域的异常。影像学检查：超声、CT、MRI 评估肿瘤的形态特征、血流动力学、肿瘤的大小、位置和周围结构的受压情况等。功能性检查：检查儿茶酚胺代谢产物测定评估副神经节瘤是否分泌活性物质。功能性核素显像，检测副神经节瘤的儿茶酚胺摄取和积聚情况。明确诊断需要病理结合基因检测。

4.2.6.5　血液生化检查中，对于 SDH 相关副神经节瘤有哪些关键指标需要检测？

SDH 相关副神经节瘤通常会分泌过多的儿茶酚胺类物质，如肾上腺素、去甲肾上腺素和多巴胺。因此，测量尿液或血液中的儿茶酚胺代谢产物，如 VMA（Vanillylmandelic Acid）、HVA（Homovanillic Acid）、Metanephrine（甲基肾上腺素）等水平可以帮助评估患者的儿茶酚胺过度分泌情况。SDH 相关副神经节瘤可能导致持续或阵发性高血压，一些 SDH 基因突变与肾上腺激素过度分泌相关，可能对电解质和酸碱平衡产生影响。

4.2.6.6 尿液分析在 SDH 相关副神经节瘤中有何作用?

SDH 相关副神经节瘤通常会导致肿瘤细胞过度分泌儿茶酚胺类物质，如肾上腺素、去甲肾上腺素和多巴胺。这些物质的代谢产物可以通过尿液分析进行测定，例如 VMA、HVA 和 Metanephrine。尿液中的异常高水平提示可能存在 SDH 相关副神经节瘤。在 SDH 相关副神经节瘤的治疗过程中，尿液分析可用于监测治疗效果和检测肿瘤的复发。通过定期检测尿液中儿茶酚胺代谢产物水平的变化，可以评估治疗的有效性及肿瘤的反应情况。

4.2.6.7 什么是儿茶酚胺代谢产物测定? 在 SDH 相关副神经节瘤中的应用是什么?

儿茶酚胺代谢产物测定是指通过检测尿液或血液中的儿茶酚胺代谢产物水平来评估儿茶酚胺类物质的代谢情况。儿茶酚胺代谢产物包括 VMA、HVA 和 Metanephrine 等。这些代谢产物是儿茶酚胺类物质代谢过程中形成的终末产物。在 SDH 相关副神经节瘤中，通常会分泌过多的儿茶酚胺类物质，儿茶酚胺代谢产物测定具有诊断、遗传性副神经节瘤筛查、治疗监测和复发检测的作用。

4.2.6.8 遗传基因突变筛查在 SDH 相关副神经节瘤中有何作用?

SDH 相关副神经节瘤通常与特定的遗传基因突变相关。通过进行遗传基因突变筛查，可以检测患者是否携带与 SDH 相关的突变基因。阳性结果可以提供确诊的依据，尤其是对于家族中存在相关疾病史或多发性肿瘤的情况。SDH 相关副神经节瘤有一定的遗传倾向。通过进行遗传基因突变筛查，可以确定家族成员是否携带与 SDH 相关的突变基因。通过遗传基因突变筛查，可以了解患者的遗传背景，有助于判断预后，制定更精准的个体化治疗策略。

4.2.6.9 治疗 SDH 基因相关的孤立性副神经节瘤的方法有哪些?

外科手术是治疗 SDH 基因相关的孤立性副神经节瘤的首选治疗方法，其目标是完全切除肿瘤，以实现根治。手术的可行性取决于肿瘤的大小、位置和患者的整体健康

状况。对于那些手术不能实施或术后残留病变较大的患者，放射治疗可以用来控制和
减缓肿瘤的生长。放射治疗可以作为单独的治疗方式，也可以与手术联合使用。针对
SDH 基因突变引起的代谢途径和信号通路异常，一些靶向药物正在研究和开发中。这
些药物旨在干扰肿瘤细胞的增殖、生存和血管生成等关键过程。目前，靶向药物治疗
仍处于早期研究阶段，需要进一步的临床试验来评估其疗效和安全性。

4.2.6.10　手术切除是治疗 SDH 相关副神经节瘤的首选方法吗?

对于 SDH 相关副神经节瘤，手术切除通常是首选的治疗方法，并被视为最有效的
手段。手术切除旨在完全切除肿瘤，以实现根治。手术能够彻底切除肿瘤组织，降低
复发的风险。完全切除肿瘤有助于从源头上解决问题，并可以提供确诊的组织学标本。
手术切除后，通过对肿瘤组织进行病理学检查，可以得出确切的诊断和分级结果。这
有助于确定病变的性质、患者的预后及后续治疗。手术切除可以减轻与肿瘤相关的症
状，如压迫神经结构引起的疼痛或功能障碍。通过切除肿瘤，可以恢复受到影响的器
官或神经的功能。手术切除的可行性取决于多个因素，包括肿瘤的位置、大小、周围
结构的受累情况，以及患者的整体健康状况，由医生根据患者的具体情况制定。

4.2.6.11　为什么有些患者需要术前使用 α 受体阻滞剂?

术前使用 α 受体阻滞剂的主要目的是减少由于手术切除 SDH 相关副神经节瘤所引
起的血压升高和儿茶酚胺分泌增加等副作用。以下是术前使用 α 受体阻滞剂的常见原
因：（1）控制血压：SDH 相关副神经节瘤可导致儿茶酚胺分泌异常，这可能引起血压
升高。术前使用 α 受体阻滞剂可以帮助控制血压，在手术过程中减少高血压引起的心
血管风险。（2）减少术中出血：SDH 相关副神经节瘤的手术切除可能涉及高度血管丰
富的区域。通过使用 α 受体阻滞剂，可以减少血管收缩和血液流量，从而减少术中出
血的风险。（3）预防儿茶酚胺危象：在 SDH 相关副神经节瘤手术过程中，患者可能会
释放大量儿茶酚胺。这可能导致儿茶酚胺危象，表现为高血压、心律失常和代谢紊乱
等严重症状。术前使用 α 受体阻滞剂可以减少儿茶酚胺危象的发生和严重程度。
（4）减轻手术相关的并发症：术前使用 α 受体阻滞剂可以减少手术切除过程中的一些
并发症风险，如心脑血管事件、出血、心律失常等。

4.2.6.12 SDH 相关副神经节瘤需要放疗吗？

一般来说，手术切除通常是治疗 SDH 相关副神经节瘤的主要方式，不需要将放射治疗作为其标准治疗方法。然而，有些情况下可能考虑使用放射治疗，例如：（1）术后残留病变；（2）病灶较大，与周围组织分界不清，扩大切除影响重要脏器功能，放射治疗可以作为术前辅助治疗，用于缩小肿瘤体积、减少手术难度，增加手术切除的成功率；（3）不适合手术的患者。

4.2.6.13 SDH 相关副神经节瘤需要化疗吗？

一般来说，SDH 相关副神经节瘤通常不需要常规化疗作为其标准治疗方法，目前无明确有效的化疗方案。针对 SDH 基因突变引起的副神经节瘤，特定的靶向药物正在研究和开发中。这些靶向药物旨在干扰肿瘤细胞的增殖和生存等关键过程。目前，靶向药物治疗仍处于早期研究阶段，并没有明确证据支持其应用于所有 SDH 相关副神经节瘤患者。临床试验正在进行，以评估这些药物的疗效和安全性。

4.2.6.14 SDH 相关副神经节瘤有靶向药物吗？

目前，对于 SDH 相关副神经节瘤的治疗，正在积极研究和开发靶向药物。在一些研究中，已经发现了与 SDH 基因突变相关的特定信号通路和分子靶点，并正在尝试利用靶向药物来干扰这些关键过程。例如，对于 SDHB 突变相关的副神经节瘤，已经发现肿瘤细胞内的 HIF（低氧诱导因子）信号通路异常激活。因此，针对 HIF通路的靶向药物，如 mTOR 抑制剂、VEGF（血管内皮生长因子）抑制剂等，正被探索作为治疗选项。一些初步的研究和临床试验显示了这些靶向药物在一部分 SDH相关副神经节瘤患者中的部分疗效，靶向治疗在 SDH 相关副神经节瘤中仍处于研究和发展阶段。

4.2.6.15 SDH 基因相关的孤立性副神经节瘤是否会复发？预后如何？

肿瘤预后可能因多种因素而有所不同，包括肿瘤的位置、大小、分期、组织学类型、遗传变异类型及是否完成根治手术治疗。一般来说，SDH 基因相关的孤立性副神经节瘤的生物学行为通常比其他副神经节瘤更良性。这类肿瘤通常生长缓慢，很少具有侵袭性或转移倾向，整体上相对较稳定，复发风险相对较低。大多数情况下，利用手术完全切除的治疗方式通常可以实现长期生存。某些遗传变异类型，如 SDHD 和 SDHB 突变，则与较高的复发风险相关。

4.2.6.16　SDH 基因相关的孤立性副神经节瘤随访需要注意哪些方面？

定期的体检、影像学检查（如 MRI 或 CT 扫描）评估肿瘤变化，监测血生化指标，如血液或尿液中儿茶酚胺代谢产物（如儿茶酚胺、甲基肾上腺素和去甲肾上腺素）变化，这可以提供有关肿瘤活性和儿茶酚胺分泌的信息，其目的是监测肿瘤的生长、复发或转移，及时进行必要的建议和治疗。

4.2.7　家族孤立性 2 型甲状旁腺功能亢进（HRPT2）综合征

4.2.7.1　什么是 HRPT2 综合征？

HRPT2 综合征，也称为家族性原发性甲状旁腺癌 2 型（FHPT2），是一种罕见的遗传性疾病。它由 HRPT2 基因突变引起，该基因也被称为 CDC73 基因。HRPT2 综合征主要特点是家族性的原发性甲状旁腺癌和多个原发性甲状旁腺腺瘤。除了甲状旁腺疾病外，HRPT2 综合征还与其他肿瘤的风险增加相关，包括乳腺癌、咽喉癌、子宫平滑肌瘤病变等。

4.2.7.2　HRPT2 综合征有哪些常见临床表现？

HRPT2 综合征的常见临床表现包括：（1）导致原发性甲状旁腺癌、多发性甲状旁腺腺瘤，后者可导致甲状旁腺激素（PTH）过度分泌，引起血钙水平升高，出现高血钙症的症状，如骨质疏松、尿路结石、多饮多尿、肌无力；（2）上、下颌骨纤维瘤；（3）肾错构瘤或囊性肾病；（4）子宫内膜息肉；（5）其他少见肿瘤，如胰腺癌、肾皮质癌、混合细胞生殖瘤等。HRPT2 综合征通常具有家族聚集性，即多个家庭成员患有类似的甲状旁腺疾病，如原发性甲状旁腺腺瘤。

4.2.7.3　HRPT2 综合征的诊断标准是什么？

诊断 HRPT2 综合征时，临床家族史、个人病史、甲状旁腺疾病的特点，以及基因突变检测等因素都要考虑。HRPT2 综合征的诊断依据可以基于以下标准：（1）原发性甲状旁腺癌（Parathyroid Carcinoma）的存在：HRPT2 综合征患者中至少有一个家庭成员确诊为原发性甲状旁腺癌。（2）2 个或更多一级亲属（如父母、兄弟姐妹、子女）患有位于同一侧的原发性甲状旁腺腺瘤（Parathyroid Adenoma），其中至少 1 个为异位腺瘤（Ectopic Adenoma）。异位腺瘤是指甲状旁腺位置与正常位置不符，可能在颈部、纵隔或胸腔等区域发现。（3）1 个 HRPT2 突变阳性的家庭成员，并且满足以下任一条件：个人患有原发性甲状旁腺癌；个人患有异位的、多发性或双侧原发性甲状旁腺腺瘤；个人同时患有原发性甲状旁腺腺瘤和其他与 HRPT2 综合征相关的肿瘤。

4.2.7.4　HRPT2 综合征的基因检测是如何进行的？HRPT2 综合征的基因突变会遗传给下一代吗？

HRPT2 综合征的基因检测可以通过 DNA 分析来进行。通常使用基因测序技术，如 Sanger 测序或二代测序 NGS，对 HRPT2 基因进行检测。这些检测方法可以帮助确定 HRPT2 基因中是否存在突变或异常。HRPT2 基因突变可能会遗传给下一代，HRPT2 综合征是一种遗传性疾病，遵循常染色体显性遗传方式。如果一个家庭成员携带了 HRPT2 基因突变，则他们有可能将该突变遗传给他们的子女。子女继承到 HRPT2 基因突变时，也将面临发展为 HRPT2 综合征的风险。

4.2.7.5　HRPT2 综合征的治疗方法有哪些？

对于患有原发性甲状旁腺癌或引起明显症状的甲状旁腺腺瘤，手术切除是首选治疗方法。手术的目标是彻底清除恶性肿瘤或良性腺瘤，并保留正常的甲状旁腺组织。如果患者需要全切或部分切除所有甲状旁腺组织，为了避免甲状旁腺功能低下引起的低血钙症，可以考虑术中进行腺体自体移植，以维持血钙平衡。在一些情况下，可以用药物控制甲状旁腺功能亢进，降低血钙水平。

4.2.7.6　HRPT2 综合征术后需要补充激素吗？是否需要终身进行激素补充？

在 HRPT2 综合征术后，患者通常需要补充钙和活性维生素 D，以帮助维持适当的血钙水平。这是因为手术切除甲状旁腺可能导致甲状旁腺功能低下，即缺乏甲状旁腺激素（PTH）的正常分泌。补充激素的具体用药方案应由专业医生根据每个患者的情况进行个体化制定。剂量和频率将根据血钙水平、症状严重程度和个人需求进行调整。至于是否需要终身进行激素补充，取决于每个患者的具体情况。有些患者可能会在手术后的一段时间内需要激素补充，但随着时间的推移，甲状旁腺功能可能会逐渐恢复，从而减少或不再需要激素补充。然而，有些患者可能需要终身补充激素，特别是在甲状旁腺功能无法完全恢复或再次出现低血钙症的情况下。

4.2.7.7 HRPT2 综合征预后好吗？是否会复发转移？

原发性甲状旁腺癌是 HRPT2 综合征的罕见恶性表现，可能会出现局部复发或远处转移，其预后通常较差。因此，对于 HRPT2 综合征患者的长期随访和监测是很重要的。定期的影像学检查和其他相关肿瘤的筛查可以帮助及早发现并干预复发或转移的情况。

4.2.7.8 HRPT2 综合征随访需要注意哪些方面？

HRPT2 综合征与其他肿瘤（如肾癌、乳腺癌、骨瘤等）的关联性较高，因此建议 HRPT2 综合征患者进行相关肿瘤的定期筛查。定期影像学检查除了超声、CT 扫描或 MRI 监测甲状旁腺肿瘤的情况外，还应包括肾脏、乳腺、骨科等影像学评估。定期进行血钙和血 PTH（甲状旁腺激素）水平的监测，以评估甲状旁腺功能是否正常。低血钙症是 HRPT2 综合征手术后常见的并发症，因此需密切监测血钙水平，及时调整治疗药物。

第 5 章

神经内分泌肿瘤常见临床急症

5.1

垂体危象

5.1.1 什么是垂体危象？

垂体危象指各种病因导致的全垂体功能减退，从而引起外周血中肾上腺皮质激素和甲状腺激素缺乏，以及机体对外界环境变化的适应性下降，出现的一系列严重垂危状态。可以表现为高热、低温、低血糖、循环衰竭、谵妄、精神失常、昏迷等。

5.1.2 垂体危象的常见病因有哪些？

垂体肿瘤、感染、创伤、放射性等各种原因导致的垂体萎缩坏死、垂体功能减退的患者，在急性应激状态下（如出现严重感染、腹泻呕吐、失水、寒冷饥饿、外伤手术、安眠镇静等药物），因机体所需要的激素量增加，而患者分泌激素量明显不足，不能满足机体需求，导致病情突然加重引起垂体危象。

5.1.3 垂体危象有哪些临床表现？

垂体危象临床表现常见的有高热（＞40 ℃）、低温（＜35 ℃）、低血糖、循环衰竭、谵妄、精神失常、昏迷等。其中神志不清、昏迷是垂体危象的共同表现。

5.1.4 垂体危象可在哪些实验室检查结果出现异常？

常见异常如下：低钠血症、低钠性酸中毒；严重的低血糖；肾上腺皮质醇减少；甲状腺激素、促甲状腺激素、促肾上腺激素、性腺激素、促性腺激素等降低。

5.1.5 如何补充肾上腺皮质激素？

垂体危象最重要的治疗措施之一是内分泌替代治疗，其中补充肾上腺皮质激素尤为重要。补充肾上腺皮质激素需要早于其他激素，以避免诱发肾上腺危象，具体可以选择氢化可的松、泼尼松、泼尼松龙等这类药物使用，如每日1次用药，建议选择上午 8 点；如剂量较大需要分 2 次使用，建议早晨 8 点和下午 4 点，以符合激素分泌节律，减少对人体内源性激素分泌的反射性抑制。

5.1.6　如何补充甲状腺激素？

甲状腺激素的补充应从小剂量开始，逐渐达到维持剂量。临床较常使用左甲状腺素片（优甲乐），起始剂量为每日 25—50 μg，每 2—4 周调整剂量。因为很多药物和食物会干扰左甲状腺素片的吸收，建议患者选择早餐前 1 小时服用药物，服药 2 小时内避免口服含铁和钙的食物。茶叶、咖啡、牛奶、豆浆、降脂药物、质子泵抑制剂都会影响该药物的吸收，需要间隔一定时间服用。

5.1.7　如何预防垂体危象？

预防垂体危象的发生首先需要尽早发现患者存在垂体功能下降，并积极治疗原发病，合理激素替代治疗，减少各种导致应激情况的发生，如感染、中暑、严重的腹泻和呕吐、手术外伤、急性大出血、镇静类药物的滥用等。一旦出现垂体危象，需要于正规医院就诊，根据病因及时补充皮质激素、改善循环、控制感染并及时去除诱发因素。

5.2

低血糖危象

5.2.1　什么是低血糖危象？

各种原因导致血糖降低，正常人血糖低于 2.8 mmol/L，接受降糖治疗的糖尿病患者低于 3.9 mmol/L，从而出现交感神经兴奋和中枢神经异常的临床综合征。低血糖危象的表现与血糖下降的速度、下降的程度及持续的时间密切相关。长时间低血糖危象，可以导致患者脑细胞损害、意识障碍、神志不清，甚至死亡。

5.2.2　低血糖危象的病因有哪些?

按照病理及生理可分为糖摄入不足、糖合成不足、糖消耗过多、糖转化过多4类。其中糖摄入不足常见有长时间禁食、饥饿、重度营养不良;或消化系统结构、功能异常致无法吸收糖分。糖合成不足主要表现为肝脏合成糖原减少,常见于肝硬化、肝肿瘤、严重的慢性肝病;此外,先天性糖代谢障碍疾病,如糖原积累症、半乳糖血症、果糖不耐受导致糖原分解合成障碍也可以引起严重低血糖。糖消耗过多可分为生理性和病理性,长时间剧烈运动可引起生理性糖消耗过多;发热、严重的腹泻、肾性糖尿、晚期肿瘤导致的恶液质可引起病理性糖消耗过多。糖转化过多可见于胰岛素瘤、胰岛 β 细胞增生引起的胰岛素分泌过多;或胰外肿瘤分泌胰岛素样物质引起低血糖;或糖尿病患者过量使用胰岛素或降糖药物所引起的药物性低血糖。

5.2.3　低血糖危象的临床表现有哪些?

低血糖危象是重症低血糖的表现。一般发作很突然,常在饭前、夜间或使用胰岛素后。主要分为交感神经症状和中枢神经症状。交感神经症状可以表现为大汗淋漓、全身颤抖、视力模糊、恶心呕吐、四肢乏力发冷;中枢神经系统的表现常见意识模糊、头痛头晕、健忘、嗜睡跌倒,进一步发展可出现心动过速、大小便失禁、肌肉痉挛、癫痫样发作、呼吸抑制、血压下降,引起低血糖休克、低血糖昏迷,严重者可引起死亡。

5.2.4　什么是胰岛素释放指数?

胰岛素释放指数根据患者血胰岛素值、血糖值,采用增加血胰岛素值的权重和缩小血糖值的权重的方法,计算二者之间的倍数,是临床上用来提高对低血糖诊断敏感性和准确性的一种计算方法。正常人胰岛素释放指数低于50,肥胖人群胰岛素释放指数为50—80,胰岛素瘤患者胰岛素释放指数常高于100。

5.2.5　如何处理低血糖危象?

处理低血糖危象的基本要求就是迅速、及时有效地补充葡萄糖。患者可以通过口服或静脉补充葡萄糖。如患者症状严重或持续低血糖状态，需及时送医就诊；在控制症状的同时，需要配合医务人员寻找和确定病因，针对病因进行治疗，减少低血糖的复发。

5.2.6　持续低血糖患者血糖正常后为什么仍会有神志不清？

临床上部分持续低血糖患者经过补充葡萄糖治疗后血糖恢复正常，但仍有神志不清表现，需要考虑持续低血糖引起的脑水肿，可以适量加用糖皮质激素、甘露醇脱水，减轻脑水肿。

5.3

肾上腺危象

5.3.1　肾上腺危象有哪些常见的临床表现？

肾上腺危象常表现为突发高热（＞40 ℃），可以累及全身多器官、多系统。循环呼吸系统症状表现为呼吸困难、心动过速、心律失常、血压下降、休克；消化系统可出现恶心、厌食、呕吐、腹泻、腹痛；泌尿系统出现少尿、无尿等急性肾功能损害；神经系统表现为烦躁、虚弱、嗜睡昏迷。此外，患者常伴有严重的电解质紊乱，可出现低钠血症、低氯血症、高钾血症、高钙血症。

5.3.2　肾上腺危象的病因有哪些？

慢性肾上腺皮质功能减退的患者在急性应激（如严重感染、外伤、手术）状况下出现急性肾上腺皮质功能减退；长期大量肾上腺皮质激素替代治疗的患者不合理的停药和减药；感染引起的急性肾上腺出血；肾上腺增生导致皮质醇合成缺陷。

5.3.3　肾上腺危象实验室检查结果可出现哪些异常？

实验室检查常见"三低二高"，即低血糖、低血钠、低皮质醇、高钾、高尿素氮。其中低钠血症常表现为顽固性低钠，血钠和血钾比值下降明显。部分患者还伴有白细胞增高及嗜酸性粒细胞增高。

5.3.4 为什么 ACTH 兴奋实验最具诊断价值？

ACTH 兴奋实验是利用外源性 ACTH 的刺激作用来测定肾上腺皮质最大反应能力，以及检测肾上腺皮质功能是否正常。它的原理是正常人垂体每日分泌正常量 ACTH，ACTH 可以维持肾上腺皮质功能正常。ACTH 增加则肾上腺皮质醇增加，ACTH 减少则肾上腺皮质醇减少。正常人给予 ACTH 后，皮质醇升高达基础值 2—5 倍，24 小时尿 17 -酮固醇和 17 -羟固醇为基础值 1—3 倍。而肾上腺皮质功能减退时 ACTH 兴奋实验中的血、尿皮质醇无明显增高，因此 ACTH 兴奋实验对肾上腺皮质功能不全具有重要的诊断价值。

5.3.5 慢性肾上腺皮质功能减退的患者出现哪些情况有可能出现肾上腺危象？

既往有慢性肾上腺皮质功能减退的患者，当出现应激情况如严重感染、手术、外伤及不合理停药时，可出现肾上腺功能急性减低，进而出现明显的消化道症状、循环衰竭、神志改变时需要考虑出现肾上腺危象。临床常见的症状包括且不限于频发恶心呕吐、腹痛腹泻；发热，血象增高，但抗生素治疗效果不佳；顽固性低钠、低血糖、高血钾；顽固性休克；精神萎靡，乏力明显，伴有迅速加深的皮肤色素沉着。

5.3.6 急性肾上腺危象治疗措施有哪些？

急性肾上腺危象一般起病急，病程短，如不能及时诊疗，容易出现多器官功能衰竭，甚至导致死亡。因此，在急性期需要采取积极措施治疗原发病及消除加重原发病的相关诱因。治疗原则包括充分迅速扩容改善休克状态；纠正电解质紊乱和酸碱失衡；及时通过静脉补充皮质激素；针对病因及诱因的治疗。当患者病情稳定后，在疾病的恢复期可以将静脉补充的皮质激素改为口服给药，根据病情调整激素使用的剂量。恢复期还需要注意预防及检测治疗相关的并发症。短时大量补液和使用激素可能导致全身水肿、高血压、心律失常、消化道出血、继发感染等。在病情完全稳定后需要进一步评估肾上腺功能，寻找病因，采取合理的治疗措施。

5.3.7　急性期肾上腺危象为什么不主张使用高渗液扩充血容量？

急性肾上腺危象患者出现顽固性低血容量休克时常需要短期内迅速补液、扩充有效循环血量，一般主张使用5%糖盐水，不主张使用高渗液体，原因在于急性肾上腺危象患者低钠状态常伴有细胞内脱水，高渗液体有可能加重细胞内脱水，加重临床症状，甚至导致患者昏迷。

5.3.8　如何减少扩充血容量阶段急性肺水肿的发生？

急性肾上腺危象休克患者在扩充血容量阶段常需要短时间输注大量液体，尤其是存在心肺基础疾病的老年患者，短期大量输液，可诱发和加重心功能不全，部分可导致急性肺水肿的发生。临床上患者一旦出现呼吸窘迫、呼吸困难、咳粉红色泡沫样痰时，需要考虑出现了急性肺水肿。当患者经输液后血压回升至正常且稳定2—3小时，尿量逐步增加、循环灌注明显改善后，需要合理控制输液的量及输液速度；对于既往有心功能不全患者，建议需要检测中心静脉压，合理扩充血容量，减少急性肺水肿的发生。

5.3.9　急性期补充外源性糖皮质激素为什么使用氢化可的松而不使用醋酸泼尼松？

急性期补充外源性糖皮质激素常通过静脉注射的方式补充氢化可的松，不采用醋酸泼尼松，原因在于醋酸泼尼松经肝脏代谢活化为氢化泼尼松才能发挥疗效，因此急性期不适合使用。有严重肝功能不良患者，同样不适合使用需要经过肝脏代谢转化的醋酸泼尼松，而适合使用激素活性形式氢化可的松或泼尼松龙。

5.3.10　什么是短效、中效、长效糖皮质激素？

按照生物半衰期的长短，糖皮质激素可分为短效糖皮质激素、中效糖皮质激素、长效糖皮质激素。短效糖皮质激素半衰期30—90分钟，主要代表为可的松、氢化可的松；中效糖皮质激素半衰期60—180分钟，持续作用时间12—36小时，代表药物有泼尼松、泼尼松龙、甲泼尼龙、曲安西龙；长效糖皮质激素半衰期200—300分钟及以上，持续作用时间 36—54 小时，代表药物有地塞米松、倍他米松。

5.3.11 口服糖皮质激素为什么需要选择在特定的时间？

口服糖皮质激素需要选择合适的固定时间服用。主要是因为糖皮质激素分泌具有昼夜节律，早晨 6—8 点是人体分泌的高峰，随后逐渐降低，至晚上 11—12 点是人体分泌的低谷，所以一般建议可以选择早晨 8 点顿服，以符合人体激素生理分泌节律，最大限度地降低药物对机体内源性分泌的抑制作用，减轻对肾上腺皮质的危害。

5.3.12 为什么急性肾上腺危象出现高血钾不一定需要降钾治疗？

急性肾上腺危象常可出现高钾血症，当血钾大于 6.5 mmol/L 时容易出现心律失常、心脏停搏，此时需要予以积极的降低血钾治疗。但患者总体上仍然是属于缺钾，一般在充分补充液体、补充皮质激素后血钾可以迅速降低。因此，对于轻度的高血钾患者可以暂不予降钾治疗，密切检测肾功能改善情况及血钾浓度酌量补充。

5.3.13 肾上腺危象治疗相关的并发症有哪些？

肾上腺危象治疗相关的并发症主要由短时间大量补液和补充激素导致，常见的并发症包括全身水肿、血压增高、心律失常、心功能衰竭、消化道溃疡、消化道出血、继发感染、肾功能不全、低蛋白血症、凝血功能异常等。

5.4

高钙血症

5.4.1 什么是高钙血症？

正常成人的血钙参考值为 2.15—2.60 mmol/L（个别标准为 2.1—2.7 mmol/L）。临床高钙血症是指血钙水平超过正常值的上限，通常将血钙浓度高于 2.75 mmol/L 定义为高钙血症。高钙血症最常见于甲状旁腺机能亢进和恶性肿瘤，恶性肿瘤中尤其是出现骨转移的晚期肿瘤，高血钙发生率明显增高。

5.4.2　高钙血症如何分级？

根据血钙升高水平，可以将高钙血症分为轻度、中度、重度 3 级。轻度高钙血症的血总钙值为 2.75—3 mmol/L；中度高钙血症的血总钙值为 3—3.5 mmol/L；重度高钙血症的血总钙值大于 3.5 mmol/L，当血钙大于 3.75 mmol/L 时称为高钙危象。高钙危象临床表现差异很大，但病情进展迅速，患者可出现肾功能衰竭和循环衰竭引起死亡，因此高钙危象属于内科急症，需要积极治疗。

5.4.3　高钙血症的病因有哪些？

高钙血症的病因较多，常见病因包括：（1）原发性甲状旁腺功能亢进症：是高钙血症最常见的原因，甲状旁腺激素分泌过多导致骨组织吸收增多，大量的钙释放至外周血，导致血钙增高，又称为 PTH 依赖性高钙血症，可以分为散发的原发性甲状旁腺功能亢进症和家族性的原发性甲状旁腺功能亢进症。（2）恶性肿瘤：常见于乳腺癌、肺癌、肾癌、甲状腺癌、前列腺癌等容易出现骨转移的恶性肿瘤，此类肿瘤转移至骨骼后，破坏骨组织，骨钙释放至外周血，导致血钙增高。此外，还有一部分肿瘤（如肾癌、特殊类型肺癌、嗜铬细胞瘤、VIP 瘤）可以产生甲状旁腺素样物质、维生素 D 样固醇、前列腺素 E 等细胞因子促进骨质吸收，同样可以导致高钙血症的发生。（3）内分泌的疾病：如甲状腺功能亢进症、肾上腺皮质功能减退症、肢端肥大症等都可出现高钙血症。（4）肉芽肿疾病和结节病：结节病引起高钙血症者比例为 2％—12％。糖皮质激素治疗可使其血钙降低。其中肉芽肿病变包括结核病、Wegener 肉芽肿、真菌感染、滑石粉尘肺、铍尘肺等。（5）长期限制活动：因缺乏骨骼肌对骨骼的牵拉，加之体重对脊柱和下肢的压力刺激减少，使骨重吸收超过骨形成，从而导致血钙升高。（6）急性肾功能衰竭：尤其在急性肾功能衰竭恢复期（多尿期）容易发生高钙血症，原因在于少尿期沉积在肌肉和软组织的钙被动员出来。（7）药物：最常见的是维生素 D 中毒、维生素 A 中毒可以导致钙吸收增加；还有其他的药物，如噻嗪类的利尿剂及碳酸锂、雌激素和抗雌激素制剂、雄激素、茶碱、生长激素等药物都可以导致高钙血症。

5.4.4 高钙血症的常见临床表现有哪些？

高钙血症的临床表现差别比较大，与血钙升高程度、升高速度、机体对高钙的耐受能力有关。轻度高钙血症可无症状或症状较轻，中度及以上高钙血症患者常有相应的临床症状。血钙增高可以影响神经系统、消化系统、泌尿系统，以及心血管系统，具体表现如下：（1）神经系统：情绪低沉、注意力不集中、淡漠、反应迟钝、记忆力下降，还可能会表现为抑郁；重者还有嗜睡、出现幻觉、妄想、肌肉张力减退、腱反射减低或消失。（2）消化系统：恶心、呕吐、食欲下降最为常见，还可出现腹胀、腹痛、便秘，部分患者甚至诱发消化性溃疡。（3）心血管系统：常表现为节律异常，如心动过速、心动过缓、传导阻滞，严重者可出现心脏停搏。（4）泌尿系统：损伤肾小管功能导致多尿，钙出现异位沉积表现为肾脏结石、肾钙化；部分高钙血症可以导致高钙性肾功能不全、衰竭。（5）其他：如原发性甲状旁腺功能亢进症、骨肿瘤等会破坏骨骼，使骨骼的钙释放入血，患者会有骨骼疼痛、骨骼畸形，甚至骨折等。

5.4.5 高钙血症实验室检查结果可出现哪些异常？

高钙血症实验室检查结果除了血钙增高外，常可伴有低磷血症、低氯血症，部分患者还表现为氮质血症，恶性肿瘤存在骨转移患者还可出现碱性磷酸酶异常增高。

5.4.6 高钙血症有哪些危害？

高钙血症的危害主要集中在：（1）对神经肌肉的影响。高钙血症可降低神经肌肉的兴奋性，其主要表现为乏力、冷漠、腱反射减弱。（2）对心肌的影响。出现高钙血症时，心肌的兴奋性和传导性降低，常导致房室传导阻滞，心率异常。（3）损害肾脏。可能通过损伤肾小管，导致肾小管坏死，继而纤维化、钙化和结石。该病晚期可发展为肾功能衰竭。

5.4.7 高钙血症心电图特征有何表现？

高钙血症心脏毒副作用主要表现为心脏节律异常，如心动过速、心动过缓、传导阻滞，严重者可出现心脏停搏。典型心电图可以表现为 ST 段缩短或是消失，QT 间期缩短，T 波地平或是倒置；严重的高钙血症还可能会出现 PR 间期延长，或者是 QRS 波群增宽。

5.4.8　高钙血症有哪些治疗方法？

根据患者的病情严重程度，采取不同的治疗措施，积极查明病因，去除病因。当患者出现高钙危象时需要积极抢救治疗。（1）扩容促进尿钙排泄。充分补液，纠正临床脱水状态，增加肾小球滤过率，降低肾小管对钙的重吸收；使用袢利尿剂（呋塞米、托拉塞米等）促进尿钙排泄，抑制钙的重吸收。（2）使用抑制骨吸收药物，常见的有双磷酸盐类和降钙素类。双磷酸盐类是最为常用的抑制骨吸收药物，它可以改变破骨细胞的形态，抑制破骨细胞功能，抑制成骨细胞分泌细胞因子，干扰骨吸收，发挥降低血钙的作用。（3）糖皮质激素。（4）血液透析，对于肾功能不全、顽固性高钙血症患者可以考虑采用透析降钙。（5）当疾病转为慢性高钙时，需要在日常饮食中限制钙含量高的食物的摄入，并注意定期检测血钙变化。

5.4.9　为何高钙危象需要联合使用双磷酸盐和降钙素？

高钙危象需要联合使用双磷酸盐和降钙素主要是因为双磷酸盐类起效较慢，通常需要 2—4 天，达到最大效果需要 1 周左右，作用时间较长，效果可以持续 2—4 周。降钙素起效较快，皮下或肌肉注射给药后 2—4 小时内血钙即出现一定程度下降，但药物持续时间短，需要多次重复使用，停药 24 小时后血钙即开始升高。因此，当处于高血钙危象时，建议二者联合，能够迅速持久降低血钙。

5.4.10　什么样的患者需要透析降血钙？

药物治疗无法纠正的严重高钙血症，或高钙血症引起的一系列心血管病症，需要紧急做透析治疗；肾功能衰竭伴有高钙血症患者；严重酸碱中毒、代谢紊乱的高钙血症患者。

5.5

低钠血症

5.5.1 什么是低钠血症？

血清钠是指人体血清中钠离子的含量，正常的血清钠具有维持细胞外液的容量，调节酸碱平衡，维持血浆的正常渗透压，参与神经、肌肉接头的兴奋传递等重要生理功能。血清钠正常值为 135—145 mmol/L，当血清钠的浓度低于 135 mmol/L 时即定义为低钠血症。低钠血症是一种病理状态，需要根据低钠严重程度及病因采取不同的治疗措施。

5.5.2 低钠血症的病因有哪些？

低钠血症的病因一般包括缺钠性的低钠血症、稀释性低钠血症、转移性低钠血症、特发性低钠血症和脑性耗盐综合征。（1）缺钠性的低钠血症：由于钠的缺乏引起的低钠血症，常伴脱水，但钠的丢失多于水的丢失，临床引起低渗性失水。一般体内总钠量和细胞内钠均减少。（2）稀释性低钠血症：主要指的是身体内水分过多，血液中的钠离子被稀释所引起。体内钠总量可正常或增加。稀释性低钠血症多见于心衰、肝硬化、肾病综合征和急慢性肾功能衰竭的患者，也可见于使用脱水剂或高血糖患者。（3）转移性低钠血症：2018 年新定义的低钠血症类型，指在低钾血症、碱中毒和高钾性周期麻痹等疾病时，由于钠离子大量进入细胞内导致的低钠血症，临床上比较少见。（4）特发性低钠血症：常见于恶性肿瘤、晚期肝硬化、营养不良等慢性疾病的晚期，又称消耗性低钠血症。主要原因可能是细胞内蛋白质消耗分解，细胞内渗透压降低，水由细胞内转移至细胞外所致。（5）脑性耗盐综合征：多由神经系统损伤，如脑外伤或神经系统肿瘤引起，是一种较罕见的以低钠血症和脱水为主要特征的综合征。一般认为脑性耗盐综合征的低钠血症是由下丘脑内分泌功能紊乱发出错误指令，使肾脏排钠过多所致。

5.5.3　低钠血症的分类有哪些？

低钠血症按照血容量可以分为低血容量低渗性低钠血症、正常容量低渗性低钠血症、高血容量性低钠血症。（1）低血容量低渗性低钠血症：此类低钠血症患者细胞外液渗透压低，水和钠同时丢失，但钠丢失大于水丢失，血钠浓度＜135 mmol/L，血浆渗透压＜280 mmol/L，也称为缺钠性低钠血症或低渗性脱水。（2）正常容量低渗性低钠血症：血容量基本正常或少量增加，总体血钠无明显异常，无水肿，但细胞外液量可轻度增加。（3）高血容量性低钠血症：此类低钠血症的特点是细胞内液和血清钠浓度均降低，血钠浓度＜135 mmol/L，血浆渗透压＜280 mmol/L，但总体钠和水增加，且水增加明显超过钠，临床上也会称之为"水中毒"或稀释性低钠血症，常见于慢性心功能不全、肝硬化、肾衰竭和肾病综合征。

5.5.4　低钠血症如何分级？

低钠血症指血钠低于 135 mmol/L，根据血清钠降低水平可以分为轻、中、重度。血清钠在 130—135 mmol/L 之间为轻度低钠血症，一般患者无明显临床症状；血清钠在 120—130 mmol/L 之间为中度低钠血症，患者可能会出现厌食、恶心、嗜睡、注意力不集中等症状；血清钠小于 120 mmol/L 时为重度低钠血症，患者会出现意识不清、谵妄、癫痫、呼吸抑制甚至死亡等严重后果。

5.5.5　低钠血症的常见临床表现有哪些？

低钠血症的临床表现和严重程度常取决于血钠的比率及其下降速度。一般轻度低钠血症很少会引起症状。当血清钠在 120—130 mmol/L 之间出现中度低钠血症时，常表现出胃肠症状，如厌食、恶心呕吐、腹痛。当血钠进一步下降达到重度低钠血症时，患者易发生低钠性脑水肿，主要症状为头痛、嗜睡、幻觉、肌肉痉挛、神经精神症状和可逆性共济失调。如果脑水肿进一步加重，可能会出现脑疝、呼吸抑制、呼吸衰竭甚至死亡。

5.5.6　为什么低钠血症需要检测尿钠浓度？

尿电解质的测定尤其是 24 小时尿钠浓度的测量在低钠血症的诊疗中具有非常重要

的意义。测定尿钠浓度可以用于区分肾性丢失或肾外丢失。当尿钠>20 mg/dl，通常为肾性钠丢失过多；当尿钠<20 mg/dl，多为肾外丢失。当然，具体情况还需要综合考虑患者是否服用利尿剂，以及需要评估患者细胞外液的容量是否正常。

5.5.7 什么样的低钠血症需要立即干预治疗？

一般在 48 h 内出现的低钠血症称为急性低钠血症，常会伴有不同临床症状和表现，临床症状主要取决于血钠降低的程度和速度。有症状的低钠血症，尤其是出现了严重的神经系统症状的患者往往需要立即干预治疗；而慢性低钠血症或轻度低钠血症的患者无明显临床表现时可以不必紧急干预治疗。

5.5.8 为什么治疗低钠血症不能过快或过慢？

治疗低钠血症需要根据患者的年龄、症状、低钠原因、血浆渗透压、血钠浓度等决定纠正低钠血症的速度。纠正速度过慢，可能导致患者持续脑水肿，引起不可逆的神经系统损伤；纠正速度过快，可能导致患者出现神经系统渗透性脱髓鞘病变，常引起脑桥部位损伤，表现为在原发病的基础上，突然出现四肢迟缓性瘫痪，咀嚼、吞咽及语言障碍，眼球震颤，眼球协调运动障碍，缄默，完全或不完全闭锁状态。

5.5.9 低钠血症补钠原则是什么？

急性低钠血症补钠原则是通过治疗，每小时血钠上升 1—2 mmol/L，一般纠正到130 mmol/L 即可。慢性低钠血症，纠正速度每小时血钠提升 0.5 mmol/L 为宜，24 小时内血钠浓度升高 8—10 mmol/L 为安全速度。渗透性脱髓鞘综合征可以通过限制纠正低钠的速度来减少和避免，即 24 小时内浓度升高<10—12 mmol/L，在 48 小时内浓度升高<18 mmol/L。在纠正低钠血症的过程中，应每 2—4 小时检测生命体征、神经功能状态、血电解质，同时注意补钾、补镁，维持酸碱平衡。

5.5.10 为什么稀释性低钠血症可以选择血管加压素 V2 受体拮抗剂？

稀释性低钠血症又称为高容量低渗性低钠血症。由于肾脏吸收过多的水和钠离子，吸收水超过钠离子的重吸收量，或者是由于疾病原因导致体液积聚在体内，引起血清钠离子浓度被稀释。常见于心衰、肝硬化、肾病综合征和急慢性肾功能衰竭的患者。这类患者如通过给予钠盐可加重水肿，使用利尿治疗可加重低钠血症。近年来，新型的血管加压素 V2 受体拮抗剂（普坦类药物）可以选择性地与位于肾脏集合管血管面的血管加压素 V2 受体结合，导致水通道蛋白 2 从集合管顶端膜脱落，阻断水重吸收，增加水排泄，而没有明显电解质丢失，故称为排水利尿剂，尤其适用于抗利尿激素分泌失调综合征导致低钠血症的患者。

5.6

肿瘤溶解综合征

5.6.1 什么是肿瘤溶解综合征？

肿瘤溶解综合征指的是由于肿瘤细胞大量破坏、快速溶解后，细胞内容物及其代谢产物迅速地释放入血液，引起患者产生的以肾功能不全为主要临床表现的一系列综合表现。可以表现为高尿酸血症、高钾血症、高磷血症和低钙血症。肿瘤溶解综合征常见于肿瘤细胞倍增时间短、生长迅速或对抗肿瘤治疗高度敏感的恶性肿瘤，如白血病、淋巴瘤、生殖细胞肿瘤、小细胞未分化癌等。

5.6.2 哪些疾病可以导致肿瘤溶解综合征？

肿瘤溶解综合征主要发生在具有高增殖率的肿瘤、体积较大的肿瘤及对细胞毒药物高度敏感的肿瘤，常见于急性白血病、淋巴瘤；也可见于慢性淋巴细胞白血病、慢性髓性白血病、乳腺癌、睾丸癌、Merkel 细胞瘤、神经母细胞瘤、小细胞肺癌、卵巢癌等。

5.6.3 肿瘤溶解综合征临床表现有哪些？

肿瘤溶解综合征具有以下特征：高尿酸血症、高钾血症、高磷血症和低钙血症。相关特征可单独出现，也可同时出现。临床可表现为轻度疲劳、无力、乏力；严重者出现肌肉酸痛、恶心呕吐、少尿无尿、谵妄、意识障碍、手足抽搐、呼吸困难、心律失常等表现。

5.6.4 肿瘤溶解综合征治疗措施有哪些?

肿瘤溶解综合征治疗措施的目的是减少尿酸的生成。放化疗前可以通过服用抑制黄嘌呤氧化酶的药物减少尿酸的产生;治疗期间充分补水利尿,使尿液 24 小时保持在 2 000 ml 以上,增加尿酸排除;尿酸在碱性环境下为可溶性尿酸盐,通过碱化尿液,使尿液 pH>7,减少尿酸沉积;部分药物治疗后无明显改善或出现严重高钾血症、急性肾功能衰竭的患者可以考虑血液透析。

5.6.5 如何预防肿瘤溶解综合征?

肿瘤溶解综合征关键在于早期积极评估、预防发生。对于高增殖率肿瘤、负荷大的肿瘤、对细胞毒药物高度敏感的肿瘤积极评估,预防高尿酸血症的发生;避免使用影响尿酸重吸收的药物;减少不必要的肾毒性药物的使用;治疗期间积极检测电解质、尿酸、肾功能;密切观察放化疗期间患者病情变化,如治疗过程中突然出现的尿量减少、血尿酸增高,而其他原因无法解释。

5.7

上腔静脉综合征

5.7.1 上腔静脉解剖位置、生理功能是什么?

上腔静脉位于上纵隔右前部,由左右头臂静脉在右侧第 1 肋软骨与胸骨结合处的后方汇合而成,向下至第 3 胸骨关节的下缘处注入右心房。主要生理功能为收集头颈部、上肢和胸壁的静脉血,将静脉血液回流到右心房,同时维持心脏正常供血和供氧。

5.7.2 上腔静脉综合征常见病因是什么?

上腔静脉压迫综合征是因为上腔静脉的堵塞引起的一系列的症状。其病因包括:肿瘤性疾病,肿瘤侵犯或压迫上腔静脉,常见右上肺癌、纵隔肿瘤等;血管疾病,梅毒性主动脉瘤、上腔静脉炎、升主动脉瘤；感染疾病，结核性纵隔炎、化脓性纵隔炎、缩窄性心包炎；纵隔发育不良；上腔静脉血栓；医源性因素，如心脏起搏器置入后造成压迫等。其中以恶性肿瘤引起的上腔静脉综合征最为常见。

5.7.3　上腔静脉综合征临床表现有哪些？

上腔静脉综合征患者常常起病隐匿，早期症状不明显，可仅出现颈部轻度肿胀，继而颜面、颈项和上肢出现进行性浮肿。患者可出现胸闷、气短，严重者出现端坐呼吸。低头、弯腰或者平卧时加重，站立时症状减轻。患者的颜面、颈项、胸壁部位皮肤潮红，甚至紫绀，可出现颈静脉怒张、颈胸部浅静脉曲张。如继发颅内压增高，患者可出现头痛、头晕、神志不清、昏迷、视力模糊等。

5.7.4　治疗上腔静脉综合征措施有哪些？

上腔静脉综合征治疗目的主要在于改善压迫症状，减少并发症。治疗包括一般治疗的抬高头部、吸氧、利尿、皮质类固醇的使用。还应根据原发病合理采取包括放疗、药物化疗、手术治疗、抗凝治疗、支架植入等在内的不同治疗方式。

5.7.5　为什么放疗是大多数恶性肿瘤导致的上腔静脉综合征的首选治疗？

对于大多数恶性肿瘤导致的上腔静脉综合征，放疗是常见的首选治疗方法。主要是因为上腔静脉综合征绝大部分是手术无法切除的恶性肿瘤所引起，而绝大部分导致上腔静脉梗阻的恶性肿瘤对放疗敏感，放疗可以很快地缩小病灶，缓解症状。临床上，放射治疗对大多数恶性肿瘤所致的上腔静脉综合征有效，有效率达到 70%—90%。

5.7.6　为什么放疗要选择大剂量 3—4 Gy/d 而不是常规剂量 2 Gy/d？

上腔静脉综合征放疗的总剂量应根据患者具体情况进行个体化制定。治疗中，放疗剂量分割很重要，为使肿瘤迅速缩小以缓解症状，通常首先给予几次高剂量分割（3—4 Gy/d），而不是常规剂量 2 Gy/d。上腔静脉综合征缓解后，后续的放疗剂量、放疗位置可根据具体情况进行调整。

5.7.7　如何治疗放疗初期水肿加重？

放疗初期水肿是放疗常见的副反应，是一种无菌性的黏膜炎性反应，一般使用抗生素无法治疗该水肿。如果水肿比较严重，可以通过应用糖皮质激素、利尿剂，减轻水肿症状。

5.7.8　什么样的患者首选化疗作为上腔静脉综合征的治疗措施？

对化疗敏感的恶性肿瘤如小细胞肺癌、白血病、淋巴瘤、恶性生殖细胞肿瘤，如无明显化疗禁忌，可以选择化疗作为首选治疗上腔静脉综合征的方法。化疗可以在数日内缓解症状。

5.7.9　为何上腔静脉综合征患者需要避免上肢输液？

上肢的静脉血需要通过上腔静脉回流到右心房，患有上腔静脉综合征的患者，采用上肢输液会加重上腔静脉梗阻症状，因此需要避免和减少上肢输液。此外，因为上腔静脉阻塞后，上肢血流减慢，血栓形成、静脉炎发生风险显著增加，药物分布不稳定也是导致上肢不适合输液的重要原因。

5.7.10　什么样的患者适合抗凝治疗？

血液处于高凝状态易导致血栓的人群需进行抗凝治疗。上腔静脉综合征患者常为恶性肿瘤晚期患者，多为高凝状态，容易伴发血栓形成。因此对于无明显出血倾向、无凝血功能障碍、无肝功能严重不全等出血风险的患者，建议可以积极抗凝治疗，控制凝血酶原时间延长不超过 1.5—2 倍。

5.7.11　什么样的患者适合采用血管内支架治疗上腔静脉综合征？

对于气管受压明显、脑水肿引起昏迷、血管内血栓阻塞或常规放化疗治疗效果不佳的患者，可予血管介入等姑息治疗。血管内介入治疗主要包括支架置入术、球囊扩张术、溶栓术等。

后　记

习近平总书记指出，人民健康是民族昌盛和国家强盛的重要标志，要把保障人民健康放在优先发展的战略位置，以普及健康生活、优化健康服务、完善健康保障、建设健康环境、发展健康产业为重点，加快推进"健康中国"建设，努力全方位、全周期保障人民健康。高质量发展是全面建设社会主义现代化国家的首要任务，随着我国卫生事业发展进入了深层次建设阶段，全面推进以人民为中心的卫生健康事业高质量发展，是全面推进"健康中国"建设的根本途径，也是实现中国式现代化的本质要求，这就要求医学工作者在提高自身专业水平的同时，也要注重加大医学健康知识的宣传普及，提升全民健康意识。

新中国成立以来，特别是改革开放以来，随着我国综合国力的增强，我国的卫生健康事业取得了长足的发展，人民群众的健康水平也显著提高，各项指标均达到世界平均水平，有些指标甚至已经超过了西方发达国家。但是，也要看到，随着人口老龄化、生态环境、生活方式等的变化，近些年来我国居民中肿瘤的发病率、病死率等均处于高发状态。2019 年，国家卫健委制定了健康中国（2019—2030）发展战略，以"大卫生、大健康"为理念，坚持预防为主、防治结合的原则，以基层为重点，以改革创新为动力，中西医并重，把健康融入所有政策，针对重大疾病和一些突出问题，聚焦重点人群，实施 15 个重大行动，政府、社会、个人协同推进，建立健全健康教育体系，促进以治病为中心向以健康为中心转变，提高人民健康水平，其中癌症防治行动即为发展战略的重要内容之一。《健康中国—肿瘤防治科普系列丛书》的编著，是从事肿瘤治疗和研究的一线专家、学者们，立足于健康中国行动，坚持"以人民为中心"而编写的，面向普通的非专业人民群众的科普教育丛书。

丛书主要系统介绍肿瘤的发生、进展、治疗、转归的各个机制和环节，从而帮助人们正确认识肿瘤、正确预防肿瘤、正确对待治疗，提高全民防癌意识，降低肿瘤发病率，提高肿瘤早诊率，注重肿瘤规范诊疗和科学康复，努力实现肿瘤防治的全周期覆盖，以在普及肿瘤防治知识的基础上最大限度地降低肿瘤的发病率，提升肿瘤的治愈率，提升人民群众的健康水平。

自 2015 年开始，由本人（时任中国临床肿瘤学会理事、南京医科大学无锡第二医院肿瘤内科主任、教授、研究生导师）总策划主编的系列肿瘤临床学术专著在东南大学出版社陆续出版后，引起了肿瘤学界的热烈反响。系列图书的出版既培养了新人，锻炼了队伍，也为中国的卫生健康事业做出了贡献。2022 年，东南大学出版社的资深编辑刘坚编审就提出编写一套面向普通群众、非专业人士也能看懂更能学会的肿瘤防治方面的科普读物，以响应健康中国行动的伟大号召。经过近两年时间的沉淀和思考，在参考目前国内外多种同类读物之后，我们决定编写这套大型科学普及丛书。思路形成后，即刻与南京医科大学附属肿瘤医院（江苏省肿瘤医院）沈波教授商讨成立编写委员会，由本人和沈波教授总负责，本人与中国临床肿瘤学会前任理事长、中国药科大学第一附属医院（南京天印山医院）院长、原解放军八一医院副院长秦叔逵教授共同担任荣誉总主编，南京医科大学附属肿瘤医院（江苏省肿瘤医院）沈波教授、南京医科大学第一附属医院（江苏省人民医院）缪苏宇教授、江南大学附属医院茆勇教授担任总主编，徐州医科大学附属医院韩正祥教授、扬州大学附属苏北人民医院张先稳教授、苏州大学第一附属医院陈凯教授、南京大学附属鼓楼医院杨阳教授、南京医科大学附属淮安第一医院何敬东教授、南京医科大学附属老年医院（江苏省省级机关医院）樊卫飞、南京医科大学附属泰州人民医院韩高华担任副主编。该丛书的编委由南京医科大学附属肿瘤医院（江苏省肿瘤医院）的刘德林、许有涛、武渊、晏苇、高津、滕悦、王晓华、倪静、吴俚蓉、武贝、施玥，南京医科大学第一附属医院（江苏省人民医院）的王建、杨梦竹，南京医科大学附属老年医院（江苏省省级机关医院）的孙敏、方乐平，南京医科大学附属淮安第一医院的李进、周磊磊、杜楠、纪红霞、王芫、周倩、王凡，南京大学附属鼓楼医院的李茹恬，东南大学附属中大医院的张远光，南京大学附属盐城第一医院的李剑萍，中国科技大学附属安徽省肿瘤医院的李苏宜，南京中医药大学附属南京医院（南京市肿瘤医院）的王清波、宋琳、曹朴、李原，徐州医科大学的汤娟娟、曹旭、张羽翔、潘迪、朱晶晶，徐州医科大学附属医院的陈翀、王红梅，徐州医科大学第二附属医院的张胜兰、王保庆、王自全、尹楠楠、李泳澄，扬州大学附属苏北人民医院的邢恩明、陈婷婷、殷婷，江南大学各附属医院的蔡东焱、徐闻欢、顾科、车俊、王洵、夏汝山、冯广东、周友鑫、甘霖、姚伟峰、徐泽群、胡月、魏倩、关婷、徐伟，苏州大学第一附属医院的陶慧敏、何康，南京医科大学康达学院附属连云港第二医院的王思明，江苏省原子医学研究所的单婵婵、仲爱生，南京医科大学附属江宁医院（南京市江宁医院）的杨艳，海安市人民医院的张燕，东台市人民医院的周雪峰、吴德龙，淮安肿瘤医院的赵坤，无锡市人民医院的杭志强组成。

2023年10月10日，本人与沈波教授牵头组建写作团队，制定编写体例，分配写作任务。经过半年的时间，本套丛书的初稿陆续完成。

本套丛书第一部拟分八个分册：

头颈部肿瘤分册，其中鼻咽肿瘤、鼻、鼻窦癌、喉癌由江南大学附属医院的顾科、车俊、张晓军，东台市人民医院的周雪峰、吴德龙撰写，原发灶不明的颈部淋巴结转移性癌由南京医科大学附属肿瘤医院（江苏省肿瘤医院）的刘德林撰写，甲状腺肿瘤由江苏省原子医学研究所的单婵婵、仲爱生撰写，口腔、涎液腺肿瘤由康达学院附属连云港市第二人民医院王思明撰写。

胸部肿瘤分册，其中胸腺肿瘤、胸膜肿瘤由南京医科大学附属肿瘤医院（江苏省肿瘤医院）的许有涛撰写，肺肿瘤由江南大学附属医学中心的王洵撰写，乳腺肿瘤由江南大学附属医院的蔡东焱、徐闻欢撰写。

消化系统肿瘤分册，由南京医科大学附属肿瘤医院（江苏省肿瘤医院）的武渊、晏芾、施玥撰写，肝、胆、胰肿瘤由徐州医科大学附院的韩正祥、汤娟娟、王红梅，徐州医科大学的曹旭、潘迪、朱晶晶撰写。

神经内分泌肿瘤分册，由南京医科大学附属淮安第一医院的何敬东、李进、周磊磊、杜楠、纪红霞、王芫、周倩、王凡、杨艳撰写。

泌尿系肿瘤分册，由南京中医药大学附属南京医院（南京市肿瘤医院）的王清波、宋琳、曹朴、李原撰写，其中尿路上皮肿瘤由东南大学附属中大医院的张远光撰写。

妇科肿瘤分册，其中滋养细胞肿瘤、阴道外阴肿瘤由南京医科大学附属肿瘤医院（江苏省肿瘤医院）的倪静撰写，卵巢肿瘤、输卵管肿瘤、子宫内膜肿瘤、子宫颈肿瘤由扬州大学附属苏北人民医院的张先稳、邢恩明、陈婷婷、殷婷撰写。

骨、软组织皮肤肿瘤分册，其中成骨肉瘤、转移性骨肿瘤、软组织肿瘤由苏州大学第一附属医院的陶慧敏、何康撰写，骨肿瘤术后功能重建由江南大学附属中心医院的甘霖撰写，皮肤肿瘤由江南大学附属中心医院的夏汝山、冯广东撰写。

恶性淋巴瘤分册，由南京医科大学附属肿瘤医院（江苏省肿瘤医院）的高津、滕悦，徐州医科大学第二附属医院的张胜兰、王保庆、陈翀、王自全、张羽翔、尹楠楠、李泳澄，徐州医科大学附属医院的韩正祥、陈翀，徐州医科大学曹旭、张羽翔撰写。

第二部拟分三个分册：

　　肿瘤内科治疗分册，其中肿瘤的营养支持由中国科技大学安徽省肿瘤医院的李苏宜撰写，肿瘤的化学治疗由南京医科大学附属肿瘤医院（江苏省肿瘤医院）的王晓华撰写，肿瘤的靶向治疗由南京大学附属鼓楼医院的李菇恬撰写，肿瘤的免疫治疗由南京大学附属盐城第一医院的李剑萍撰写。

　　肿瘤的局部治疗分册，其中肿瘤的外科手术由江南大学附属中心医院的周友鑫撰写，肿瘤的放射治疗由南京医科大学附属肿瘤医院（江苏省肿瘤医院）的吴俚蓉撰写，肿瘤的消融治疗由南京医科大学附属老年医院（江苏省省级机关医院）的樊卫飞、方乐平撰写，肿瘤的血管灌注治疗由南京医科大学附属肿瘤医院（江苏省肿瘤医院）的武贝撰写，肿瘤的热疗（热灌注、超声刀）由南京医科大学附属老年医院（江苏省省级机关医院）的樊卫飞、孙敏撰写。

　　肿瘤姑息治疗、护理关怀分册，其中疼痛治疗由南京医科大学第一附属医院（江苏省人民医院）的王建、杨梦竹撰写，肿瘤的护理关怀由江南大学附属医学中心的胡月、魏倩、俞瑾垚、关婷撰写。

　　经过半年的努力完成了撰写任务，本人及江南大学的陈暑波、江苏省原子医学研究所的仲爱生对稿件进行了审校，再交由东南大学出版社进行编辑审校，按计划分批陆续出版发行。

　　成书后，秦叔逵教授应邀欣然为本套丛书写序，这是对本人及江苏省所有参与写作的肿瘤治疗、研究专家的鼓励和支持，也是对肿瘤科普事业的关心和重视。

　　希望本套丛书的出版发行，能够为普通群众解答关于肿瘤的常识，更希望本套丛书为健康中国乃至中国式现代化贡献力量。

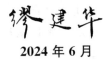

2024 年 6 月